Verena Begemann
Sabine Seidel

Nachhaltige Qualifizierung des Ehrenamtes

in der ambulanten Hospizarbeit und Palliativversorgung in Niedersachsen

Hospiz LAG Niedersachsen (Hrsg.)

der hospiz verlag

Impressum

Bibliografische Information Der Deutschen Bibliothek
Die Deutsche Bibliothek verzeichnet diese Publikation in der Deutschen Nationalbibliografie; detaillierte bibliografische Daten sind im Internet über http://dnb.ddb.de abrufbar.
Bibliographic information published by Die Deutsche Bibliothek
Die Deutsche Bibliothek lists this publication in the Deutsche Bibliothek; detailed bibliographic data is available in the internet at http://dnb.ddb.de

Verena Begemann
Sabine Seidel

Nachhaltige Qualifizierung
des Ehrenamtes
in der ambulanten Hospizarbeit und Palliativversorgung in Niedersachsen

Hospiz LAG Niedersachsen (Hrsg.)

Band VIII Schriftenreihe des Wissenschaftlichen Beirats im DHPV e.V.

Ludwigsburg: der hospiz verlag, 2015

ISBN: 978-3-941251-86-1

Typografie und Gestaltung: der hospiz verlag, Ludwigsburg

Druck: Prime Rate, Ungarn

www.hospiz-verlag.de

Inhalt

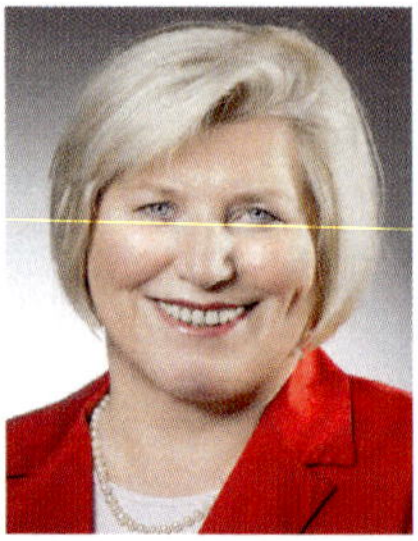

Grußwort

der niedersächsischen Ministerin für Soziales, Gesundheit und Gleichstellung

Cornelia Rundt

„Ich habe keine Angst vor dem Sterben, ich möchte bloß nicht dabei sein, wenn es passiert", hat der bekannte Regisseur Woody Allen einmal erklärt. Was zunächst scherzhaft klingt, hat einen ernsten Hintergrund: Der Tod macht uns Angst, wir wollen nicht daran denken, dass das Leben endlich ist. Umso größere Hochachtung gebührt den Männern und Frauen, die diese Angst überwinden und haupt- und ehrenamtlich sterbende Menschen in ihrer letzten Lebensphase begleiten.

Allein in Niedersachsen sind nach Schätzungen der Hospiz Stiftung Nieder-sachsen mehr als 13.000 ehrenamtlich engagierte Menschen in über 100 Hospizgruppen aktiv. Sie begleiten sterbende Menschen mit Empathie und Herzenswärme, lachen und weinen mit ihnen. Durch dieses Engagement unterstützen sie zugleich Angehörige und Freunde, die bei der Betreuung sterbenskranker Menschen oft an die Grenzen der körperlichen und seelischen Belastbarkeit geraten. Sie können sich beraten lassen, aber auch ihre eigenen Sorgen und Ängste ansprechen. Partnerinnen und Partner, Familienangehörige sowie Freundinnen und Freunde können „Atem schöpfen". Es liegt auf der Hand, dass dies keine Arbeit ist, die man „nebenbei" erledigt und auf dem Heimweg bereits vergessen hat. Daher ist es wichtig, gerade die ehrenamtlich tätigen Menschen mit ihrer Aufgabe nicht allein zu lassen. Eine Vielzahl unterschiedlicher Fortbildungen und Supervisionen helfen dabei, die engagierten Bürgerinnen und Bürger auf ihre Tätigkeit vorzubereiten, zu begleiten und zu stärken.

Nach mehr als zwanzig Jahren ehrenamtlicher Hospizarbeit ist die Zeit gekommen, innezuhalten und zu prüfen, ob die bisherigen Angebote ausreichend sind, Verbesserungsmöglichkeiten aufzuzeigen und verbindliche Qualitätsstandards festzulegen.

Diesen und ähnlichen Fragen ist die Hochschule Hannover in einer Forschungskooperation mit der Hospiz Landesarbeitsgemeinschaft Niedersachsen und der Hospiz Stiftung Niedersachsen nachgegangen. Das Niedersächsische Ministerium für Soziales, Gesundheit und Gleichstellung hat diese Studie gefördert, die einen wichtigen Baustein auf dem Weg zu einem nachhaltigen Ehrenamt darstellt.

Ich danke allen, die zur Entstehung dieser Untersuchung beigetragen haben, und wünsche Ihnen eine interessante Lektüre.

Ihre
Cornelia Rundt
Niedersächsische Ministerin für Soziales, Gesundheit und Gleichstellung

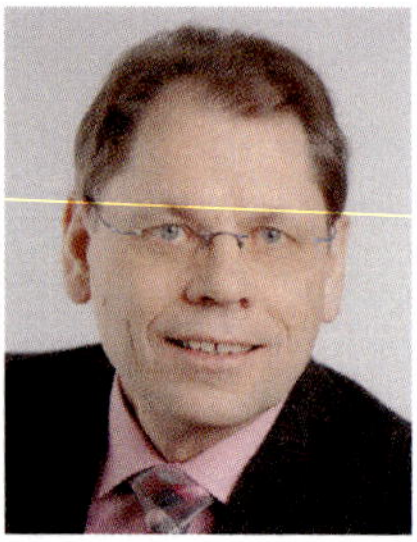

Grußwort

des Vorsitzender der Hospiz LAG Niedersachsen

Ulrich Domdey

Als vor gut 30 Jahren in Deutschland die Hospizbewegung begann, waren es ausschließlich Ehrenamtliche aus allen Berufen, die sich für ein anderes Umgehen mit den Themen Sterben, Tod und Trauer einsetzen. Alle Institutionen und Organisationen standen dieser aus England kommenden Idee skeptisch gegenüber. Heute sind die Ziele der Hospizbewegung anerkannt und in unterschiedlicher Weise in das Gesundheitswesen integriert. Da liegt es nahe, dass sich auch die Wissenschaft für diese Themen interessiert und nachforscht, ob und wie sich die Ziele, Erkenntnisse und Anwendungen auf die Schwerkranken und deren Zugehörigen auswirken und wie sich Einstellungen in der Gesellschaft im Sinne der Hospizbewegung verändert haben.

Das Ehrenamt mit seinen unterschiedlichen Themen gehört als wesentlicher Bestandteil zur Hospizkultur und Palliativversorgung dazu. Daher ist es nur folgerichtig, dass das Ehrenamt auch Gegenstand wissenschaftlicher Forschung ist. Als Hospiz LAG Niedersachsen sind wir dankbar, dass wir in der Hochschule Hannover unter der Leitung von Professorin Dr. Verena Begemann einen Partner gefunden haben, der die Ehrenamtlichen in der Sterbebegleitung zum Inhalt seiner Forschung gemacht hat. Dank der Erkenntnisse können wir als Organisation noch genauer an den Bedürfnissen der Ehrenamtlichen die Vorbereitung und deren Begleitung organisieren. Ich danke allen Ehrenamtlichen, die sich für diese Forschungsarbeit zur Verfügung gestellt haben. Möge ihr Engagement auch in der Zukunft für die Schwerkranken und deren Zugehörigen segensreich sein.

Ihr Ulrich Domdey

Vorsitzender der Hospiz LAG Niedersachsen

1. Einleitung

Die vorliegende Studie lässt die Kompetenz bürgerschaftlichen Engagements in der Hospizbewegung sichtbar werden und zeigt, wie wichtige hospizliche Haltungen, hospizliches Wissen und Können im Ehrenamt konkretisiert und sprachfähig gemacht werden. Im Rahmen von zwei Befragungen haben wir ehrenamtliche Mitarbeiterinnen und Mitarbeiter in Niedersachsen zu Inhalten und konkreten Auswirkungen ihrer Befähigungs- und Vorbereitungskurse befragt. Wir wollen mit unserer Studie keine Standardisierung von Hospizkursen erreichen, wohl aber sollen die Ergebnisse als Impulse und Hinweise dienen, wie die Qualifizierung Ehrenamtlicher in der Hospizarbeit vor Ort zukünftig weiter verbessert und nachhaltig gestaltet werden kann.

Die Studie belegt, dass die Vorbereitung auf dieses anspruchsvolle Ehrenamt in den Hospizgruppen und -vereinen mit großer Kompetenz, Sorgfalt und Achtsamkeit erfolgt. Wissensvermittlung, Persönlichkeitsbildung und -entwicklung und Zusammenarbeit in Gruppen, Vereinen und Initiativen formen ein bürgerschaftliches Profil, das Menschen zur mitmenschlichen Begleitung in der letzten Lebensphase befähigt. Unsere Gesprächspartnerinnen und alle Begleiterinnen, die sich Zeit für die Beantwortung des Fragebogens genommen haben, stehen in der Tradition einer mittlerweile großen sozialen Bewegung, die in den 80er-Jahren in Deutschland begann und die Frage nach dem guten Sterben neu stellte. In den qualitativen Interviews wurde deutlich, dass Menschen, die sich für die Hospizarbeit engagieren, selbst bedeutsame Verlusterfahrungen im Familien- und Freundeskreis durchlebt haben. Die eigene Biografie ist somit in der Regel der Ausgangspunkt für eine bewusste und strukturierte Reflexion der eigenen Verlusterfahrungen. Durch ihr bürgerschaftliches Engagement gewinnen Ehrenamtliche nicht nur für ihre eigene Lebensqualität, sondern sie leisten damit auch einen erheblichen Beitrag zum Gemeinwohl.

Unsere Studie ist dankenswerterweise vom Sozialministerium Niedersachsen gefördert worden. Darin sehen wir einen sozialpolitischen Auftrag und Anspruch im Dritten Sektor. Der Dritte Sektor ist die „gesellschaftliche Sphäre, die durch die Pole Staat, Markt und Gemeinschaft bzw. Familie begrenzt und gebildet wird"[1]. Hospizvereine, -gruppen sowie Landesarbeitsgemeinschaften sind Teil dieses Dritten Sektors, der sich einerseits jenseits von Markt und Staat etabliert, andererseits darauf angewiesen ist, dass Staat und Markt entsprechende Rahmenbedingungen dafür schaffen, damit dieser Raum von seinen Akteuren ausgefüllt werden kann. Dieser Raum lässt unsere Gesellschaft erst zu jener Sphäre werden, in dem Menschen Werte, Ideen und Ziele eines guten und gelingenden Zusammenlebens angesichts der Endlichkeit verwirklichen können. Dies ist auch der eigentliche Sinn von Politik, wie sie von Aristoteles begründet wurde. Der Mensch wird erst in der politischen Gemeinschaft seinem Wesen gerecht, zu einem „zoon politikon". Für Aristoteles war die politische Gemeinschaft, die Polis, der Ort, an dem Menschen zu Hause waren, sich in ein tugendvolles Leben einübten. Politik wird in der aristotelischen Tradition als Suche und Ausrichtung nach dem guten Leben verstanden.[2] Im hospizlichen Engagement am eigenen Wohnort, in der Region oder der Stadt wird somit auch Solidarität mit Schwerstkranken, Sterbenden und Trauernden als eine Form politischer Gemeinschaft gelebt. In Niedersachsen übernehmen ca. 13.000 Bürgerinnen und Bürger sozialethische Aufgaben stellvertretend für unsere Zivilgesellschaft. Diesen Beitrag zur Humanisierung unserer beschleunigten, oft viel zu lauten und auf Leistung programmierten Gesellschaft leisten sie mit einem gebildeten Herzen, phantasievoller Nachdenklichkeit, präsentem Dasein und reflektiertem Handeln.

Die heutige Generation der Ehrenamtlichen steht in der Tradition von Pionierinnen und Pionieren, die in den 80er-Jahren die Hospizbewegung in Deutschland begründet und entwickelt haben und 2005 – vor zehn Jahren – die „Qualitätsanforderung zur Vorbereitung Ehrenamtlicher in der Hospizarbeit"[3] erarbeitet haben. In unserer Studie kommen Ehrenamtliche selbst zu Wort und erheben ihre Stimme für ein menschliches Miteinander in der letzten Lebensphase. Die

1 Schubert (2005): Handwörterbuch des ökonomischen Systems,114.

2 „So ist es auch offenbar, dass ein Staat, der in Wahrheit so genannt wird und nicht bloß der Rede wegen so heißt, um die Tugend Sorge trägt. Es bedeutete sonst nämlich die Gemein-schaft nur eine Bundesgenossenschaft. [...] Und das Gesetz bedeutete nur eine Übereinkunft [...] und einen Bürgen gegenseitigen Rechts, doch ist es nicht in der Lage, die Bürger gut und gerecht zu machen." (Aristoteles, Politik, Buch III, Kap. 9 zit. n. Sandel (2013): Gerechtigkeit, 263).

3 Blümke et al. (2005): Qualitätsanforderung.

meisten von ihnen sehen sich als Vertrauensperson für den/die Sterbende und das soziale Umfeld. Nachhaltige Qualifizierung für die ehrenamtliche Hospizarbeit bedeutet, dass Bürgerinnen und Bürger durch ihr Wissen, ihre Haltungen und ihr Tun und Lassen die Solidargemeinschaft zwischen Sterbenden und Sterblichen lebendig werden lassen.

In diesem Buch werden die Ergebnisse der Forschungskooperation zwischen der Hospiz LAG Niedersachsen und der Hochschule Hannover vorgestellt. Nach einer kurzen Einleitung zur Struktur der Hospizarbeit in Niedersachsen (Kapitel 2) werden zunächst die Zielsetzung der Studie und das Forschungsdesign beschrieben (Kapitel 3). In den folgenden beiden Abschnitten stehen das methodische Vorgehen und die Ergebnisse der quantitativen Erhebung (Kapitel 4) und der qualitativen Erhebung (Kapitel 5) im Fokus. Sie bilden die Grundlage für die die Vorbereitung und Fortbildung betreffenden Impulse für die Praxis (Kapitel 6). Auf dem im November 2014 durchgeführten Fachtag wurden die Ergebnisse der Studie vor- und zur Diskussion gestellt. In den Workshops entwickelten die Teilnehmenden eine Reihe von Anregungen für die Weiterentwicklung der ehrenamtlichen Hospizarbeit (Kapitel 7).

Ein besonderer Dank gilt den Ehrenamtlichen in der Hospizarbeit in Niedersachsen, die sich Zeit zum Ausfüllen des Fragebogens genommen haben und zu einem Gespräch mit Studierenden der Fakultät Diakonie, Gesundheit und Soziales der Hochschule Hannover bereit waren. Die Studierenden haben in hohem Maße von den Begegnungen profitiert.

Mein Dank gilt ebenso 25 Studierenden, die sich im WS 2013/14 intensiv mit ehrenamtlicher Hospizarbeit auseinandergesetzt haben und dabei auch eigene Fragen zur Endlichkeit reflektieren konnten. Durch ihre sorgfältige Interview- und Transkriptionstätigkeit haben sie maßgeblich zum Gelingen dieser Studie beigetragen. Aus dem Kreis der Studierenden sind namentlich zu erwähnen: Gesine Guse und Jana Reinsdorf, beide BA Heilpädagogik, sowie Juliane Korves und Heike Zimmermann, beide BA Soziale Arbeit, die die Studie neben durchgeführten Interviews mit wertvollen Impulsen ergänzt haben.

Ein besonderer Dank für die Zusammenarbeit bei der Erstellung des Fragebogens gilt Herrn Dr. Daniel Berthold, Dipl. Psychologe, der aus Sicht der Palliativpsychologie wichtige Impulse eingebracht hat.

Ein herzliches Dankeschön gilt Michaela Schrader, BA Soziale Arbeit, die als studentische Mitarbeiterin und Absolventin der Hochschule Hannover durch kontinuierliche und engagierte Arbeit sowie durch kreative Ideen, inhaltliche Impulse und Korrekturarbeiten zum Gelingen der Studie beigetragen hat.

Unser Dank gilt auch Christine Stockstrom, Vorsitzende des Bundesverbandes Trauer e. V., die einen Beitrag zur Fortbildung in der Trauerbegleitung geleistet hat.

Ein besonderer Dank gilt Herrn Bernhard Hubert aus Meppen, der uns sein Bild „Zukunft" als Titelbild zur Verfügung gestellt hat. Es symbolisiert die Bedeutung von Vielseitigkeit und Strukturen in der Hospizarbeit.

Unser großer Dank gilt der Hospiz LAG Niedersachsen, namentlich Herrn Ulrich Domdey als Vorsitzendem und Frau Rosemarie Fischer als Projektleitung. Wir bedanken uns für das entgegengebrachte Vertrauen, unkomplizierte Absprachen sowie wertschätzende Gespräche. Beste Unterstützung durften wir in vielfältigen Belangen erfahren, wie z. B. beim Zugang zum Forschungsfeld, bei der Organisation des Fachtags sowie bei der Realisierung der Publikation dieser Studie.

Ebenso danken wir der Hospizstiftung Niedersachsen, die die Studie mitinitiiert hat und durch den Kuratoriumsvorsitzenden Herrn Dr. Jens Gundlach wichtige Impulse gesetzt hat.

Ihre Prof. Dr. Verena Begemann
Ihre Sabine Seidel, M.A.

2. Struktur der Hospizarbeit in Niedersachsen

Die Hospiz Landesarbeitsgemeinschaft Niedersachsen e. V. (Hospiz LAG) ist der drittgrößte Landesverband nach Bayern und Nordrhein-Westfalen. Seit 1993 besteht dieser Zusammenschluss von Hospizinitiativen, -einrichtungen sowie Palliativstationen und überregionalen Institutionen, der mehr als 15.000 Mitglieder hat. Der Hospiz LAG gehören 120 ambulante Hospiz- und Palliativdienste an. 75 dieser Dienste sind Vereine, die im Jahr 2014 nach SGB V, § 39a gefördert wurden und über mindestens eine hauptamtliche Personalstelle verfügen. Darüber hinaus bestehen 24 stationäre Hospize, inklusive zwei Kinder- und Jugendhospize, sechs weitere befinden sich in der Planung.
In der Satzung wird als Aufgabe des Vereins formuliert: „Erarbeitung und Abstimmung von gemeinsamen Leitgedanken für die konzeptionelle und praktische Hospiz- und Palliativarbeit, insbesondere die Förderung der ehrenamtlichen Tätigkeit. Empfehlungen zur Vorbereitung, zur Fort- und Weiterbildung, zur Begleitung und Beratung von ehren- und hauptamtlichen Mitarbeitern/Mitarbeiterinnen werden gegeben.“[4]

Das Aufgabenfeld der Hospiz LAG ist wie folgt definiert:

1. „Unterstützung, Förderung und Weiterentwicklung der ambulanten und stationären Hospizarbeit
2. Unterstützung beim Aufbau neuer Initiativen in haupt- und ehrenamtlichen Bereichen der Hospizarbeit und Palliativversorgung
3. Unterstützung bei der Vernetzung mit stationären Institutionen und freien Anbietern (z. B. SAPV)
4. Personalberatung zu § 39a SGB V
5. Weitere Integration der Hospizidee in die Gesellschaft und Implementierung der Hospizkultur in Institutionen.“[5]

4 Ebd.

5 Ebd.

Als zweitgrößtes Flächenland in Deutschland hat Niedersachsen eine Größe von 47.600 Quadratkilometern und eine Einwohnerzahl von 7,8 Millionen Menschen. Aufgrund der regionalen Unterschiede im Flächenland und der unterschiedlichen Größe der Hospizgruppen ist die Qualifizierung der Ehrenamtlichen heterogen. Hinzu kommt, dass ca. 60 Prozent der Hospizgruppen nach §39a SGB V abrechnen und damit eine Förderung für die Qualifizierung der Ehrenamtlichen erhalten, während die anderen Gruppen ausschließlich auf Förderung und Spenden aus anderen Quellen angewiesen sind. Auch sie orientieren sich an den vorhandenen Richtlinien des Deutschen Hospiz- und Palliativverbandes (DHPV). Nach wie vor richtungsweisend ist die Veröffentlichung der damaligen Bundesarbeitsgemeinschaft Hospiz (BAG) von 2005 „Qualitätsanforderungen zur Vorbereitung Ehrenamtlicher in der Hospizarbeit“[6], auf die sich die vom DHPV herausgegebene Handreichung „Ambulante Hospizdienste. Orientierungshilfe für Vorstände sowie Mitarbeiterinnen und Mitarbeiter“ vom 21. September 2012 bezieht.[7]

6 Blümke et al. (2005): Qualitätsanforderung.

7 DHPV (2012a): Ambulanter Hospizdienst.

3. Zielsetzung und Forschungsdesign

In Zeiten zunehmender Professionalisierung und Spezialisierung (SAPV – Spezialisierte, ambulante Palliativversorgung) ist es notwendig, dass Bürgerinnen und Bürger der Hospiz- und Palliativversorgung ihr Profil im Ehrenamt schärfen, um stärker als gleichberechtigte Dialogpartner in interdisziplinären Versorgungssystemen wahrgenommen zu werden. Es besteht sonst die Gefahr, dass dem zivilgesellschaftlichen Diskurs über gutes Leben und würdiges Sterben bedeutsame Stimmen fehlen. Es ist eine der großen Herausforderungen unserer Zeit, Sterben und Tod einen Platz inmitten der Gesellschaft und nicht am Rande zu geben. Dies kann nur gelingen, wenn sich nicht nur spezialisierte Berufsgruppen, sondern eine breite Basis in der Bevölkerung mit der Endlichkeit des Lebens beschäftigt. Eine Integrationsleistung von Sterbenden und Trauernden als Teil einer Gesellschaft kann nicht nur von Professionellen ausgehen, sondern sie erfolgt und gelingt vor allem durch Bürgerinnen und Bürger, die ihre Sterblichkeit erkannt und reflektiert haben und sich zugleich berühren lassen vom Leid der anderen. Es geht primär darum, dass Mitmenschen im Alltag und im sozialen Nahbereich die zivilgesellschaftliche Rolle der Lebens-, Sterbe- und Trauerbegleitung übernehmen.[8]

Ziel des Vorhabens ist es, eine fundierte Grundlage zur Steuerung der ehrenamtlichen Hospizarbeit zu schaffen. Nach 20 Jahren Hospizarbeit in Niedersachsen erfolgt eine erste Bestandsaufnahme zu soziodemografischen Daten, motivationalen Grundlagen und curricularen Bedingungen. Ziel der empirischen Erhebungen ist es, eine Basis zur Qualitätssicherung und Systematisierung der Vorbereitungskurse zu schaffen, ohne dabei regionale Spezifika sowie Freiheit und Selbstbestimmung des zivilgesellschaftlichen Engagements aus dem Blick zu verlieren.

Aber ist es wirklich notwendig und richtig, nun auch das hospizliche Ehrenamt zu erforschen? Reicht es nicht, dass Menschen ihre Zeit, Energie und Ressour-

8 Vgl. dazu ausführlich: Dörner (2007): Leben und sterben.

cen für das Gemeinwohl einsetzen? Der Praxisforscher Moser stellt alltägliches Handeln und forschungsgestütztes Handeln gegenüber und zeigt den Gewinn von Forschung für die Praxis (s. Übersicht 1). Alltägliches Handeln erfolgt über Routinen, Konventionen und Erfahrungen, die auch aufgrund von Gewohnheit tragfähig erscheinen. Das forschungsgestützte Handeln ist assoziiert mit einem reflektierten und begründbaren Handeln, es geht um ein informierteres Handeln, das sich zusätzlich auf Forschungserfahrungen stützt. Es ist systematisch geplant und evaluierbar.

Alltägliches Handeln	**Forschungsgestütztes Handeln**
1. Es ist naiv und erfolgt oft aufgrund von Routinen und Konventionen.	Das Handeln ist reflektiert und begründet.
2. Alltagshandeln beruht auf dem Fundament von Erfahrungen, die sich als gangbar erwiesen haben.	Es stützt sich zusätzlich auf Forschungserfahrungen, wie sie im Fachwissen einer Diziplin niedergelegt sind.
3. Es ist unsicher und beruht auf Zufällen und Überraschungen.	Das Handeln ist «informierter» im Sinne einer verbesserten Planbarkeit bzw. einer erhöhten Wahrscheinlichkeit der Folgenabschätzung.
4. Alltagshandeln erfolgt spontan und ungeplant.	Es ist systematisch geplant und evaluiert.

Übersicht 1: Alltägliches und forschungsgestütztes Handeln
Quelle: Moser (2012): Instrumentenkoffer, 16

Um das breite Spektrum der ehrenamtlichen Hospizarbeit in Niedersachsen umfassend darstellen zu können, eine fundierte Grundlage für die Steuerung der ehrenamtlichen Hospizarbeit und Impulse für die Weiterentwicklung der Curricula zu erhalten, wurden die Ehrenamtlichen als Expertinnen und Experten in diesem Feld sowohl mündlich als auch schriftlich befragt. Der inhaltliche Schwerpunkt der Befragungen lag dabei auf ihrer Motivation für das Ehrenamt, ihren Erfahrungen, Selbsteinschätzungen ihrer Kompetenzen und Haltungen sowie auf den Vorbereitungskursen.

Da das hospizliche Ehrenamt und besonders die vorbereitenden Kurse ein bislang wenig untersuchtes Forschungsfeld sind und es an entsprechenden Theorien dazu fehlt, handelt es sich bei dieser Untersuchung um eine explorative Studie. Explorative Studien dienen dazu, Gründe, Einstellungen und Wahrnehmungen von Individuen zu erfahren und darüber einen Beitrag zur Theoriebildung zu leisten.[9]

Ziel der im ersten Schritt durchgeführten quantitativen Befragung mittels eines standardisierten schriftlichen Fragebogens war es, zunächst einen Überblick über die Struktur der ehrenamtlich in der Hospizarbeit Tätigen, ihre subjektiv wahrgenommenen Kompetenzen und ihre Lebenshaltungen zu gewinnen. Darüber hinaus diente sie der Übersicht über die Rahmenbedingungen vor, während und nach dem Vorbereitungskurs und über die Struktur der Kurse.

Die Ergebnisse dieser Erhebung bildeten die Grundlage für die Entwicklung der Interviewleitfäden für die qualitative Befragung. Ziel dieser face-to-face durchgeführten Intensivinterviews war es, einzelne Themen vertiefend zu besprechen, was durch eine standardisierte Abfrage nicht zu leisten ist. Dazu zählt beispielsweise die Darstellung schwieriger Begleitsituationen und der durch die ehrenamtliche Tätigkeit initiierten persönlichen Veränderungen. Zudem galt es herauszufinden, was die Ehrenamtlichen dazu gebracht hat, sich in der Hospizarbeit zu engagieren, was sie dabei hält, wie sie die inhaltliche Relevanz des von ihnen besuchten Vorbereitungskurses für ihre anschließende ehrenamtliche Tätigkeit einschätzen und welchen Weiterbildungsbedarf sie für sich sehen. Die folgende Tabelle gibt einen Überblick über die thematischen Schwerpunkte der beiden Erhebungen und verdeutlicht ihre inhaltliche Verzahnung.

9 Vgl.: Friedrichs (2011): Fachlexikon der Sozialen Arbeit, 231.

Quantitative Erhebung	Qualitative Erhebung
Soziodemografische Daten	Motivationen des Ehrenamtes
Struktur und einzelne Inhalte der Vorbereitungskurse	Vertiefung der Themen und Inhalte von Vorbereitungskursen - auch anhand von Praxissituationen
Strukturelle Rahmenbedingungen (Vorgespräche, Praktika, Supervision, Fortbildungen, Selbsterfahrungsanteile)	Verbesserungsideen zur Kursgestaltung, Bedarf an Fort- und Weiterbildungen, Positionierung des Ehrenamtes, Erläuterung der selbstreflexiven Kursanteile
Kompetenzen und Lernerfolge	Schwierige Begleitungssituationen
Priorisierung von Lebenshaltungen	Persönliche Veränderungen

Übersicht 2: Themenblöcke der empirischen Erhebungen

4. Quantitative Erhebung

4.1 Methodisches Vorgehen der quantitativen Erhebung

Grundlagen für die Entwicklung des Fragebogens bildeten neben den Veröffentlichungen des DHPV [10], der Rahmenvereinbarung nach § 39a SGB V[11], den Gesprächen mit dem wissenschaftlichen Beirat der LAG Hospiz Niedersachsen, der wissenschaftlichen Expertise von Verena Begemann[12] und ihrer praktischen Hospiztätigkeit besonders die von der BAG Hospiz herausgegebene „Qualitätsanforderung zur Vorbereitung Ehrenamtlicher in der Hospizarbeit“[13]. Hier ist beispielsweise als Voraussetzung für die ehrenamtliche Hospizarbeit die Bereitschaft beschrieben, sich mit den Themen Tod, Sterben und Verlusterfahrung auseinanderzusetzen, die eigenen Erfahrungen zu reflektieren, eine hospizliche Haltung herauszubilden und sich in der Begegnung zurückzunehmen. Um die Ehrenamtlichen für ihre zukünftige Tätigkeit zu befähigen, wird für den Vorbereitungskurs die Behandlung folgender Themenblöcke empfohlen:

- Eigene Biografie,
- Umgang mit Trauer,
- Kontakt und Kommunikation,
- Das Hospizkonzept,
- Umgang mit Sterbenden sowie mit deren Freunden und Angehörigen,
- Die Tätigkeit im Hospizdienst,
- Die Helferpersönlichkeit,
- Spiritualität und Religiosität,
- Praktikumsphase.[14]

---

10 Vgl. DHPV (2012b): Betreuung schwerstkranker und sterbender Menschen; DHPV (2012a): Ambulante Hospizdienste; Graf et al. (2011): Ehrenamt in der Hospizarbeit.

11 Rahmenvereinbarung nach § 39a Abs.2 Satz 7 SGB V (...) vom 03.09.2002 i.d.F. vom 14.04.2010.

12 Vgl. u. a. Begemann et al. (2013): Sterben und Gelassenheit; Begemann (2011): Hospizarbeit als prägende Erfahrung.

13 Blümke et al. (2005): Qualitätsanforderung.

14 Blümke et al. (2005): Qualitätsanforderung, 8–13.

Aus den mit diesen Themenblöcken einhergehenden Themen wurde für die schriftliche Befragung eine Vielzahl von Aussagen zu den zu erwartenden und für die ehrenamtliche Hospizarbeit wichtigen Kompetenzen generiert. Die Fragen zu der Vorbereitungsphase wurden aus den von der BAG Hospiz formulierten und in der Praxis bewährten Strukturelementen abgeleitet. Dritter Themenblock in dem Fragebogen waren die Angaben zur Person, die Fragen zu Alter und Geschlecht enthielten, aber beispielsweise auch zur Dauer der ehrenamtlichen Tätigkeit und den beruflichen Vorerfahrungen.

Der entwickelte Fragebogen wurde einem Pretest bei zehn Ehrenamtlichen unterzogen und auf deren Hinweise hin leicht modifiziert (Anlage Fragebogen).

Da die Adressen der Ehrenamtlichen der LAG Hospiz nicht bekannt sind, erfolgte die Verteilung der Fragebögen über die Koordinatorinnen und Koordinatoren der Hospizinitiativen, die Mitglied in der LAG sind. Insgesamt versendet wurden 3.000 Fragebögen, die große Mehrheit der Initiativen erhielt 20, einige große Initiativen bekamen 50 Fragebögen mit jeweils einer entsprechenden Anzahl an Begleitschreiben für die Ehrenamtlichen (Anlage Anschreiben Ehrenamtliche) und Briefumschlägen sowie einer frankierten Versandtasche. In dem darüber hinaus beigefügten Anschreiben an die Koordinatorin bzw. den Koordinator oder die Gruppenleitung (Anlage Anschreiben) wurde diese gebeten, den Fragebogen möglichst bei dem nächsten Gruppentreffen auszugeben, die ausgefüllten Fragebögen in den verschlossenen Umschlägen wieder einzusammeln und an die Hochschule zurückzusenden. Die Befragung lief von Juni bis August 2013.
Insgesamt wurden 1.063 ausgefüllte und gültige Fragebögen zurückgeschickt. Bezogen auf die versendeten Fragebögen bedeutet dies einen Rücklauf von 35 %. Da auch Initiativen mit weniger als 20 Ehrenamtlichen angeschrieben wurden, ist davon auszugehen, dass die Antwortbereitschaft der Ehrenamtlichen tatsächlich aber höher lag. Dass bedeutet, dass mit dieser Befragung Informationen von 23,6 % – also knapp einem Viertel – der rund 4.500 in Niedersachsen tätigen ehrenamtlichen Sterbebegleiterinnen und Sterbebegleiter vorliegen.

4.2 Ergebnisse der quantitativen Erhebung

Im Folgenden werden zunächst die Fragen danach beantwortet, wer die Ehrenamtlichen sind, wo und wie lange sie schon ehrenamtlich tätig sind und über welche beruflichen Vorerfahrungen sie verfügen. Anschließend folgen ihre Selbsteinschätzungen zu ihren für die ehrenamtliche Hospizarbeit wichtigen Kompetenzen sowie Informationen zu der Vorbereitungsphase.

Alter, Geschlecht und Nationalität der Ehrenamtlichen
Die meisten der ehrenamtlich in der Hospizarbeit Tätigen sind 50 Jahre und älter (84 %).

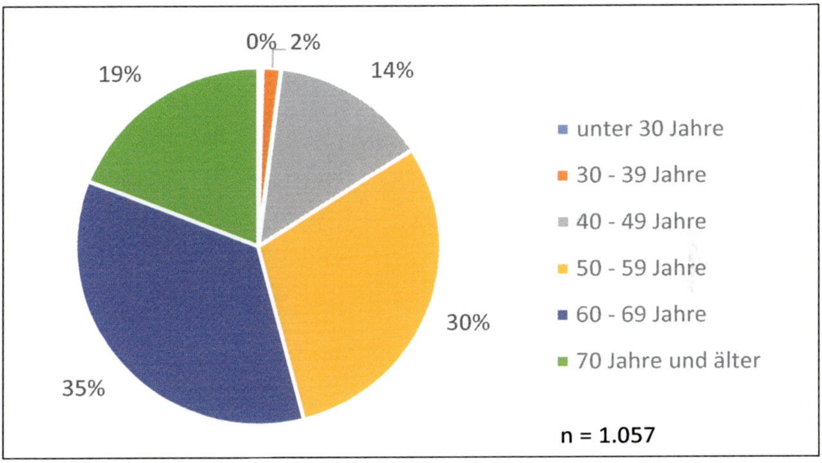

Abbildung 1: Alter der Ehrenamtlichen in Prozent

Die Abbildung zeigt, dass die größte Gruppe der Ehrenamtlichen im Alter von 60 bis 69 Jahren ist, dicht gefolgt von den 50 bis 59-Jährigen. Jede oder jeder Fünfte ist 70 Jahre und älter, gut jede oder jeder Siebte ist 40 bis 49 Jahre alt.

Frauen sind mit gut 89 % eindeutig in der Überzahl, nur 11 % der Ehrenamtlichen sind Männer.

In der Regel sind die Ehrenamtlichen deutsche Staatsbürgerinnen und Staatsbürger, nur in Einzelfällen kommen sie aus Frankreich, Großbritannien, den Niederlanden, Österreich, Peru, der Türkei oder den USA.

Einsatzorte der Ehrenamtlichen

Die meisten Ehrenamtlichen sind an mehreren Einsatzorten tätig, im Durchschnitt an 1,8 Orten. Die mit Abstand häufigsten Einsatzorte sind die häusliche Umgebung der Sterbenden und Altenpflegeheime. Jeweils ein Fünftel ist in einem Krankenhaus allgemein und in einem stationären Hospiz tätig, gut ein Zehntel auf einer Palliativstation und nur wenige Ehrenamtliche in der Behindertenhilfe.

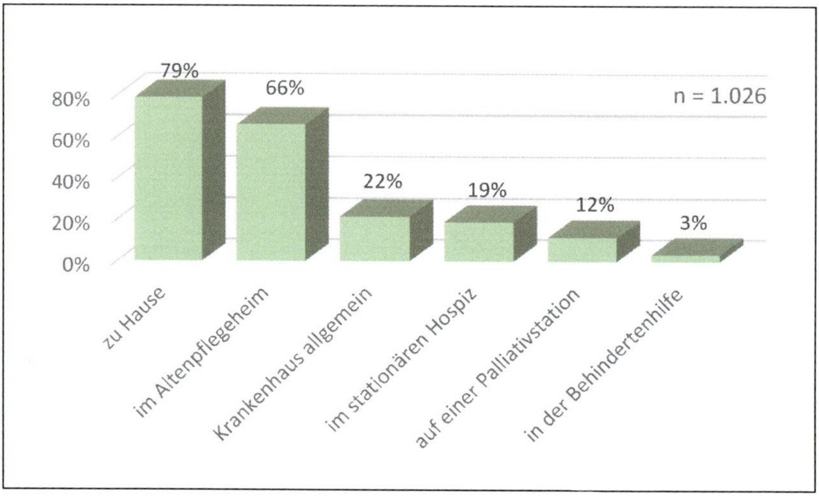

Abbildung 2: Einsatzorte der Ehrenamtlichen

Dauer der ehrenamtlichen Hospizarbeit und letzte Begleitung

Mehr als ein Viertel der Ehrenamtlichen ist zehn Jahre und mehr in der Hospizarbeit tätig, einige sogar mehr als 20 Jahre. Die folgende Abbildung verdeutlicht, dass mehr als zwei Fünftel der Ehrenamtlichen weniger als fünf Jahre und knapp ein Drittel fünf bis zehn Jahre dabei ist. Das legt nahe, dass besonders ihnen die Vorbereitungsphase noch relativ präsent ist.

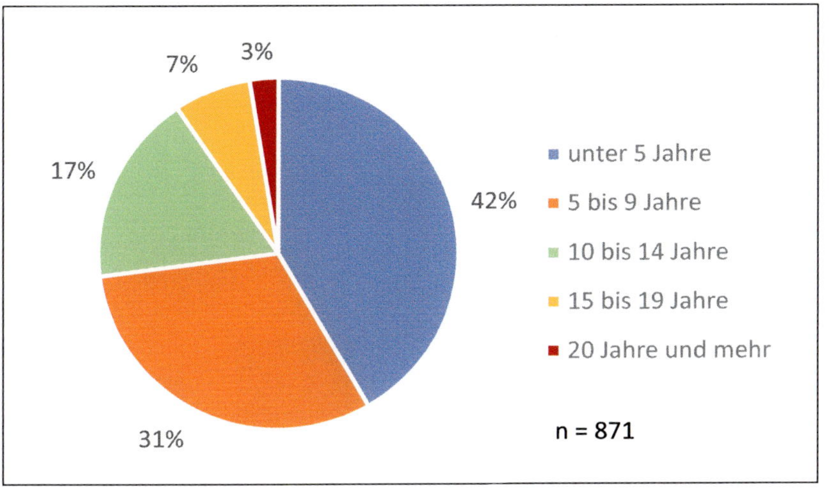

Abbildung 3: Dauer der ehrenamtlichen Hospizarbeit

Die Mehrheit der Ehrenamtlichen hatte in dem halben Jahr vor der Befragung ihre letzte Begleitung (78 %), und etwa 15 % nannten das Vorjahr als Zeitpunkt ihrer letzten Begleitung. Bei den Übrigen lag sie schon länger zurück.

Berufliche Vorerfahrungen mit Sterbenden

Drei Fünftel der Ehrenamtlichen geben an, dass sie über berufliche Vorerfahrungen mit Sterbenden verfügen. Das bedeutet auch, dass 40 % von ihnen keine beruflichen Erfahrungen mit Sterbenden haben. Die folgende Abbildung zeigt, dass die meisten derjenigen mit beruflichen Vorerfahrungen aus der Pflege kommen, viele aber auch einen anderen, nicht näher benannten beruflichen Hintergrund haben.

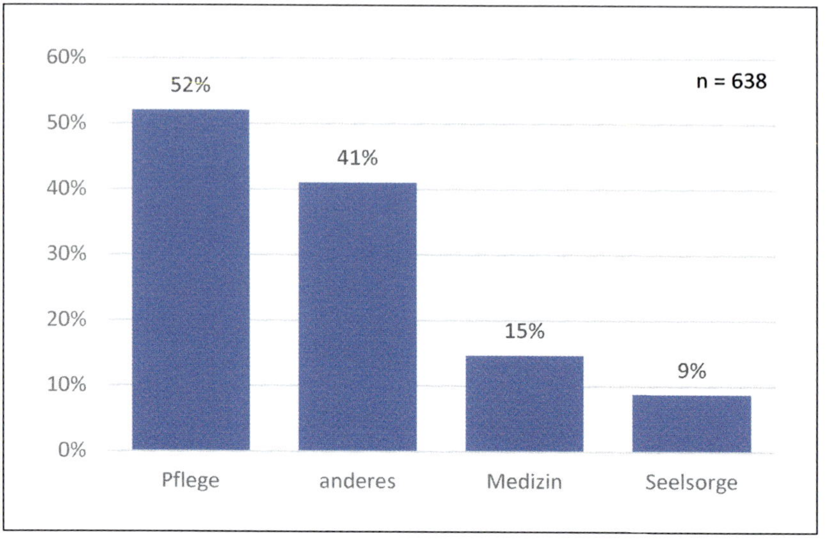

Abbildung 4: Berufliche Vorerfahrungen mit Sterbenden

Selbsteinschätzung von Kompetenzen

Zur Ermittlung ihrer Kompetenzen wurden die Befragten gebeten, 25 vorgegebene Statements auf einer Fünferskala von „trifft gar nicht zu“ bis „trifft sehr zu“ für sich persönlich zu bewerten. In den folgenden Darstellungen drücken die Gelbtöne die Zustimmung aus, dunkelgelb entspricht der Antwortkategorie „trifft sehr zu“ und hellgelb „trifft zu“. Die Blautöne stehen für die Nichtzustimmung, dabei entspricht mittelblau der Antwortkategorie „trifft eher nicht zu“ und dunkelblau „trifft gar nicht zu“. Die Farbe Grün spiegelt die Antwortkategorie „teil-teils“ wider. Die Eingangsfrage lautete: „Wenn Sie an Ihre Begleitungen von Sterbenden und Angehörigen denken, wie sehr treffen die folgenden Aussagen auf Sie zu?“ Insgesamt zeigt sich eine hohe Übereinstimmung mit den Ergebnissen der qualitativen Befragung, die auch bestätigt, dass sich die Ehrenamtlichen recht kompetent fühlen, wenn sie an die Begleitung Sterbender denken.

Eine wichtige Grundlage für die ehrenamtliche Hospizarbeit ist die Beschäftigung mit der eigenen Biografie – das impliziert die Reflexion persönlicher Erlebnisse und Erfahrungen in der Begegnung mit Sterben, Tod und Trauer, eigener Gefühlswelten und Handlungsmuster sowie von Ängsten und Hoffnungen. Zu diesem Themenblock waren in dem Fragebogen zwei Aussagen vor-gegeben, die die Mehrheit der Befragten mit auf sie zutreffend bzw. sehr auf sie zutreffend beantworteten, wie die Gelbtöne in der Abbildung verdeutlichen. Allerdings gibt es auch bei dieser grundlegenden Voraussetzung für die Hospizarbeit einige Ehrenamtliche, die sagen, sie träfen auf sie nur eingeschränkt (grün) bzw. kaum (blau) zu.

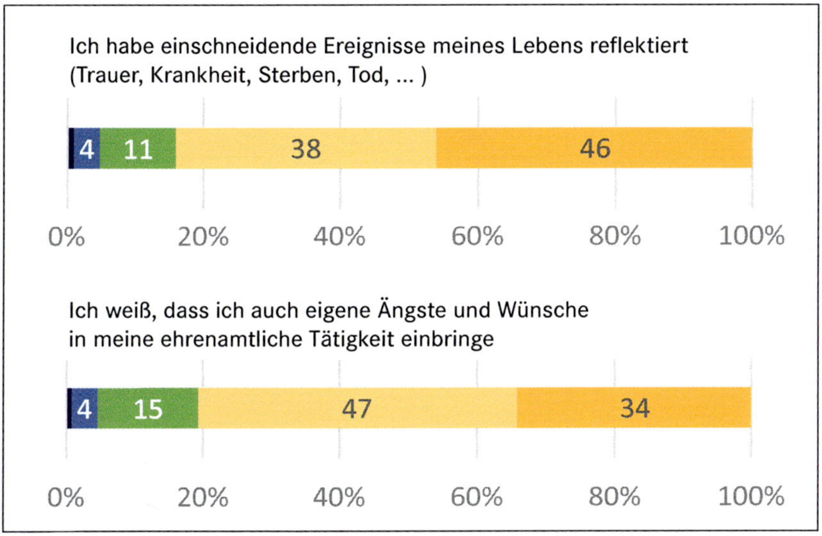

Abbildung 5: Selbsteinschätzungen zum Themenblock „eigene Biografie“ (Lesehilfe: Blautöne = gar nicht und kaum zutreffend, grün = teils-teils, Gelbtöne = eher bis sehr zutreffend)

Der Umgang mit Trauer ist ein weiterer für die ehrenamtliche Hospizarbeit wichtiger Themenblock. Hierbei geht es unter anderem um das Wissen um die Phasen von Trauer, um Strategien zur Bewältigung von Trauer und die Gestaltung der damit verbundenen Aufgaben. Dieses breite Feld wurde in der Befragung in einer Aussage zusammengefasst. Die Abbildung weist darauf hin, dass zwar knapp zwei Drittel der Befragten sagen, sie hätten Kenntnisse, ein Teil von ihnen sogar vertiefte, dass aber auch ein Viertel angibt, nur teilweise über diese Kenntnisse zu verfügen, und bald jede bzw. jeder Zehnte sogar von sich sagt, wenig bis keine Kenntnisse dazu zu haben.

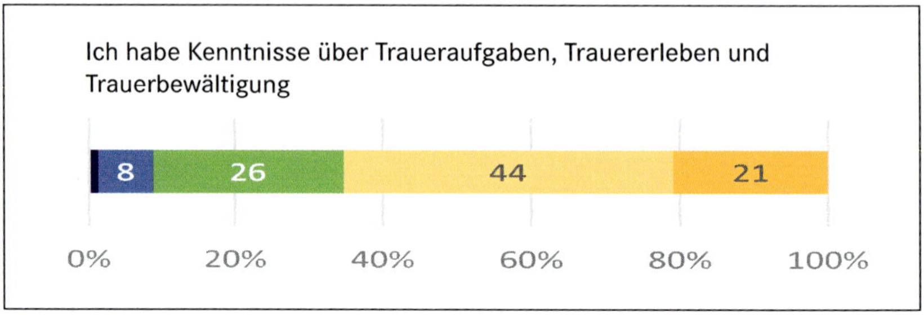

Abbildung 6: Selbsteinschätzung zum Themenblock „Umgang mit Trauer“ (Lesehilfe: Blautöne = gar nicht und kaum zutreffend, grün = teils-teils, Gelbtöne = eher bis sehr zutreffend)

Bei der Begleitung Sterbender und ihrer Angehörigen gehören Kontakt und Kommunikation zu dem wesentlichen „Handwerkszeug“. Konkret geht es dabei um die Bereitschaft und die Fähigkeit, sich und andere wahr- und anzunehmen, das sich Einfühlen und Mitgehen, die Körpersprache, aktives Hinschauen und Zuhören und um die Gesprächsführung. Im Rahmen dieser Befragung konnten die Ehrenamtlichen Selbsteinschätzungen zu vier Aussagen vornehmen. Die Abbildung verdeutlicht, dass die große Mehrheit sich in der Lage sieht, den Sterbenden und Angehörigen aktiv zuzuhören, und bereit ist, sich auf starke Gefühle Sterbender und ihrer Angehörigen einzulassen. Diejenigen, die dazu bereit sind, geben häufig auch an, dass sie einschneidende Ereignisse in ihrem Leben reflektiert haben, sich ihrer Stärken bewusst und in der Lage sind, mit sich achtsam umzugehen.

Sehr viele sind nach eigener Aussage auch in der Lage, sich in Sterbende einzufühlen, jede oder jeder siebte Ehrenamtliche allerdings gibt an, dass das nur teilweise auf sie oder ihn zuträfe. Am vorsichtigsten schätzen die Ehrenamtlichen ihre Kenntnisse über die Möglichkeiten nonverbaler Kommunikation ein. Nur knapp ein Fünftel sagt, dass dies voll und ganz auf sie oder ihn zuträfe, mehr als ein Viertel bewertet die eigenen Kenntnisse mit teils-teils und einige sagen, sie hätten kaum bis keine Kenntnisse in diesem Feld.

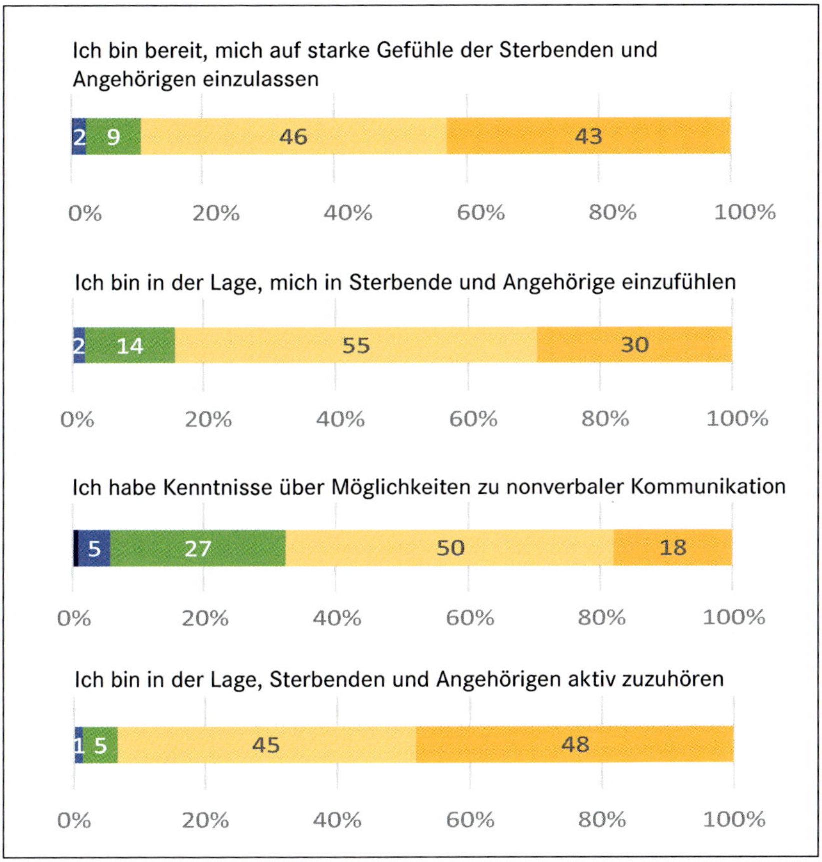

Abbildung 7: Selbsteinschätzungen zum Themenblock „Kontakt und Kommunikation" (Lesehilfe: Blautöne = gar nicht und kaum zutreffend, grün = teils-teils, Gelbtöne = eher bis sehr zutreffend)

Der Themenblock „Hospizkonzept" umfasst sowohl die Geschichte der Hospizbewegung als auch die Ausbreitung der Hospizidee, aber auch Themen wie Schmerztherapie, Palliative Care, ethisch-rechtliche Fragen sowie Aufgaben und Funktion von hospizlich-palliativen Netzwerken. Die vier zu diesem Themenfeld in dem Fragebogen enthaltenen Aussagen bewerten die Ehrenamtlichen unterschiedlich und zumeist deutlich zurückhaltender als die vorangegangenen Aussagen. Einzig den Unterschied zwischen aktiver und passiver Sterbehilfe kennen fast alle Ehrenamtlichen. Ihre Kenntnisse hinsichtlich der Geschichte und

Entwicklung der Hospizbewegung und auch der Grundstrukturen von Hospiz- und Palliativnetzwerken beurteilen sie deutlich zurückhaltender. Hier gibt jeweils knapp ein Viertel an, dass die Aussagen nur teilweise zutreffen, und jeweils gut 5 % sagt, dass sie eher keine Kenntnisse dazu haben. Das Thema spezialisierte ambulante Palliativversorgung (SAPV) – in Ergänzung zur allgemeinen ambulanten Palliativversorgung – scheint vielen Ehrenamtlichen nicht vertraut zu sein. So bewertet gut ein Viertel die eigenen Grundkenntnisse in diesem Feld als eher oder gar nicht vorhanden, und fast ein Drittel beschreibt sie als eingeschränkt.

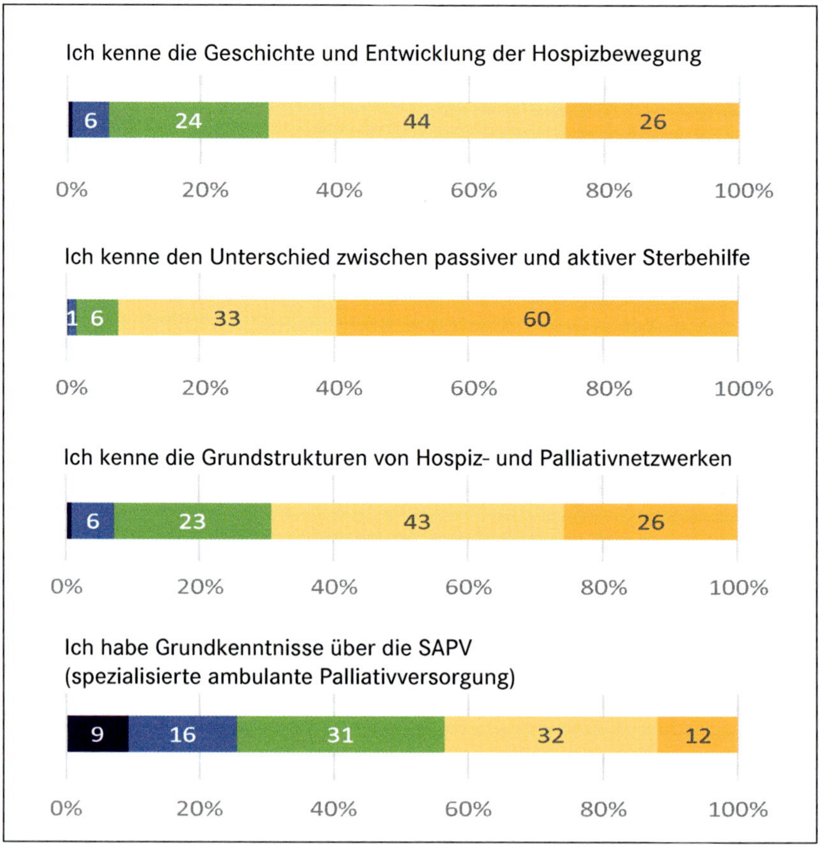

Abbildung 8: Selbsteinschätzungen zum Themenblock „Hospizkonzept“
(Lesehilfe: Blautöne = gar nicht und kaum zutreffend, grün = teils-teils, Gelbtöne = eher bis sehr zutreffend)

Für die Begleitung von Sterbenden ist es wichtig, die Prozesse zu kennen, die Sterbende durchlaufen, und deren Ausdrucksformen. Vor diesem Hintergrund wurden für die Befragung drei Items gewählt. Weitgehend wissen die Ehrenamtlichen, was im Todesfall zu tun ist, kennen die typischen Symptome am Lebensende und auch das ethische Spannungsfeld. Allerdings gibt es auch jeweils ein Fünftel, das angibt, dieses Wissen nur eingeschränkt bzw. eher nicht zu haben.

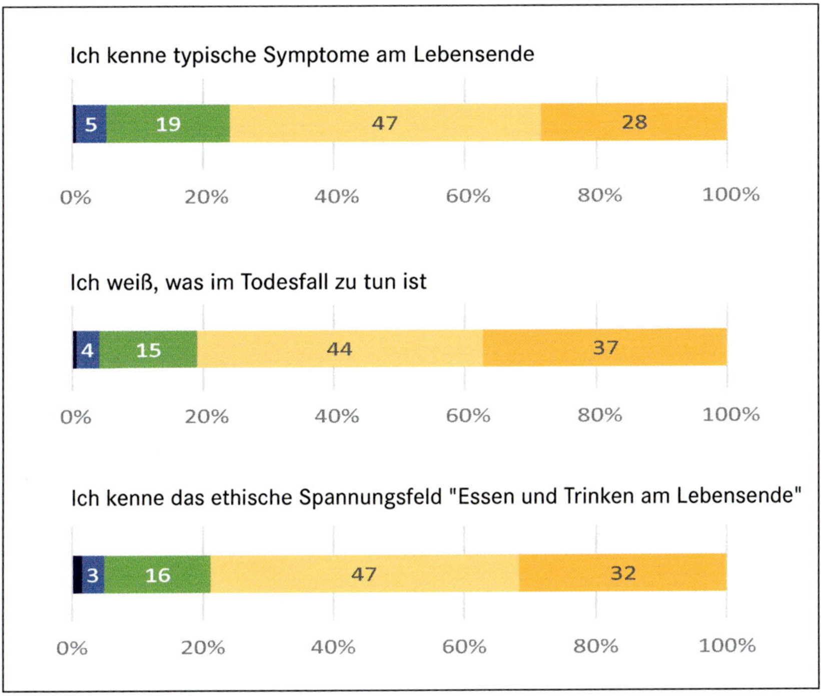

Abbildung 9: Selbsteinschätzungen zum Themenblock „Umgang mit Sterbenden sowie deren Freunden und Angehörigen“ (Lesehilfe: Blautöne = gar nicht und kaum zutreffend, grün = teils-teils, Gelbtöne = eher bis sehr zutreffend)

Die Tätigkeit im Hospizdienst impliziert die Arbeit in multidisziplinären Teams, ein eigenes Selbstverständnis des Ehrenamts und die Außenwirkung, sie impliziert aber auch die Dokumentation und statistische Erfassung sowie Rechts- und Versicherungsfragen. Gut vier Fünftel der Befragten bestätigen, dass sie sich als Teil eines Teams aus unterschiedlichen Fachkräften fühlen, auf das restliche Viertel trifft das aber höchstens eingeschränkt zu. Bei Themen wie Dokumentation und besonders Patientenverfügung und Vorsorgevollmacht bewerten etwas mehr Befragte ihre Kenntnisse zurückhaltender. So schätzt etwa ein Drittel der Ehrenamtlichen die eigenen Kenntnisse zum Thema „Patientenverfügung und Vorsorgevollmacht" als teilweise bis kaum vorhanden ein.

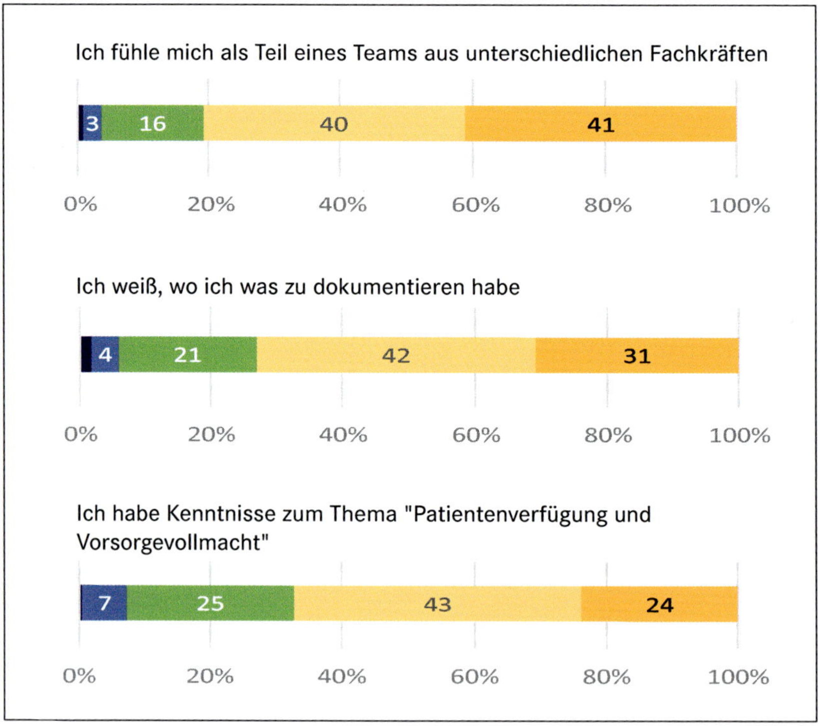

Abbildung 10: Selbsteinschätzungen zum Themenblock „Die Tätigkeit im Hospizdienst" (Lesehilfe: Blautöne = gar nicht und kaum zutreffend, grün = teils-teils, Gelbtöne = eher bis sehr zutreffend)

Die Begleitung von Sterbenden und ihrer Angehörigen erfordert, sich der Rolle als ehrenamtlich Helfende bewusst zu sein. Gleichzeitig ist es auch notwendig, die eigenen Grenzen und Kraftquellen zu kennen. In diesem Zusammenhang wurden den Befragten vier Aussagen zur Selbsteinschätzung vorgelegt. Fast 90 % der Ehrenamtlichen wissen um die Grenzen in ihrer Rolle, nicht ganz so viele jedoch können nach eigenen Aussagen diese Rolle auch einhalten. Gut vier Fünftel der Ehrenamtlichen spüren darüber hinaus eindeutig, was ihnen gut tut und was nicht – das sagen besonders diejenigen, die angeben, einschneidende Erlebnisse in ihrem Leben reflektiert zu haben. Allerdings sagen auch 24,8 % der Ehrenamtlichen, dass sie nur teilweise bis kaum in der Lage sind, mit sich selbst achtsam umzugehen.

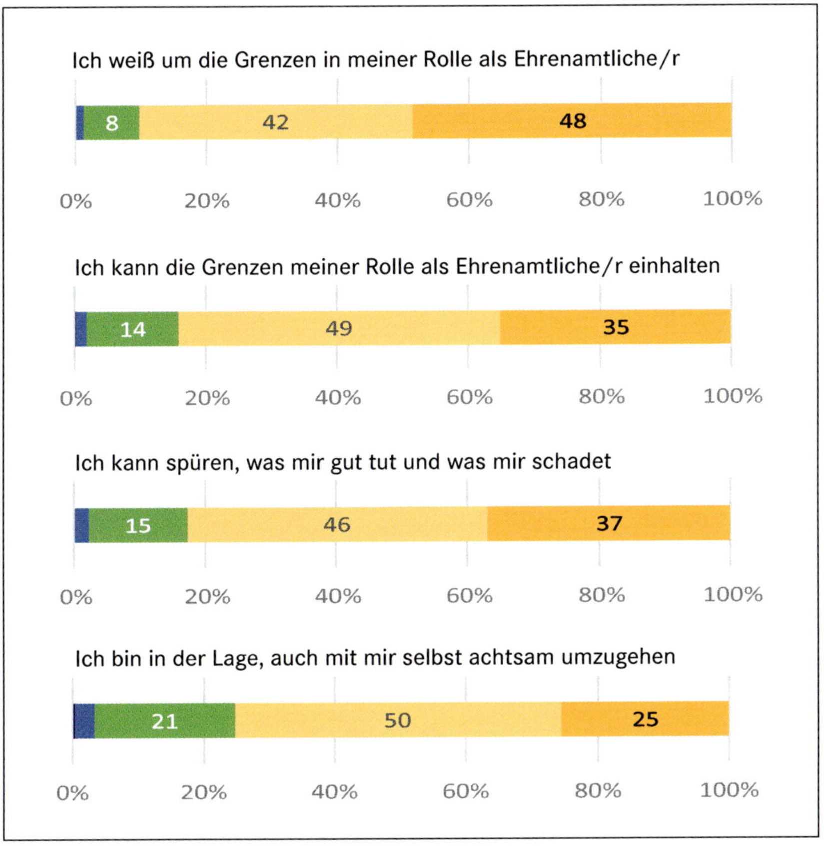

Abbildung 11: Selbsteinschätzungen zum Themenblock „Die Helferpersönlichkeit“ (Lesehilfe: Blautöne = gar nicht und kaum zutreffend, grün = teils-teils, Gelbtöne = eher bis sehr zutreffend)

Im Umgang mit Sterbenden und ihren Angehörigen spielen Spiritualität und Religiosität eine wichtige Rolle. Deshalb ist es für die ehrenamtliche Hospizarbeit grundlegend, Glaubenswege, Gottesbilder, christliche Sakramente, Rituale und Bräuche, auch die anderer Religionen, zu kennen und zu akzeptieren. Nach Aussage der Befragten trifft dies auf die allermeisten der Ehrenamtlichen zu, auf sehr viele auch voll und ganz. Nicht ganz so eindeutig bestätigen die Befragten, dass ihnen die unterschiedlichen psychischen, sozialen, körperlichen, spirituellen und religiösen Bedürfnisse von Sterbenden bewusst sind. Bald ein Fünftel gibt an, dass sie sich dessen teilweise bis kaum bewusst seien.

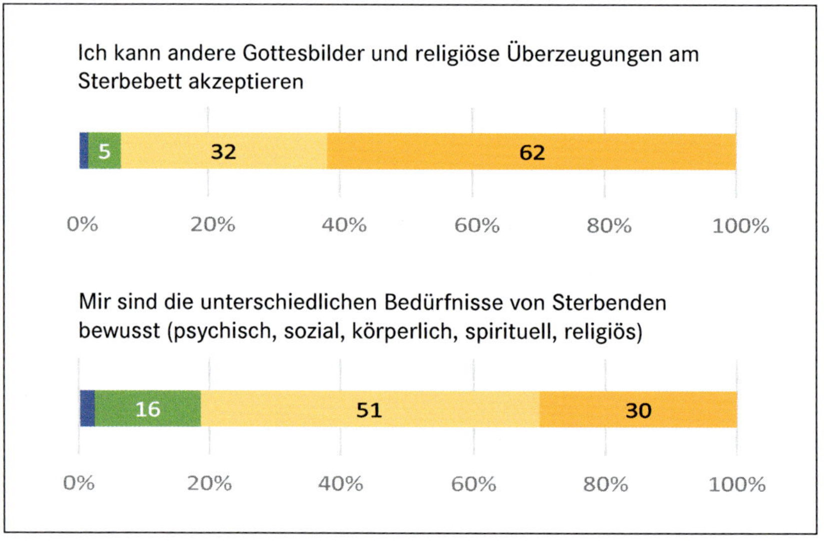

Abbildung 12: Selbsteinschätzungen zum Themenblock „Spiritualität und Religiosität" (Lesehilfe: Blautöne = gar nicht und kaum zutreffend, grün = teils-teils, Gelbtöne = eher bis sehr zutreffend)

Die in dem Fragebogen enthaltenen übergreifenden Aussagen dazu, ob sich die Ehrenamtlichen beim Ausüben ihrer Tätigkeit kompetent fühlen und sich ihrer Stärken bewusst sind, geben ein gutes Gesamtbild. Obwohl viele angeben, ihre Stärken zu kennen, sind sie bei der Aussage „alles in allem fühle ich mich beim Ausüben meiner Tätigkeit kompetent“ zurückhaltender. Nur weniger als ein Fünftel gibt an, dass sie sich sehr kompetent fühlen, und etwa ein Viertel der Ehrenamtlichen fühlt sich nur teilweise, einzelne sogar wenig kompetent. Ob diese Einschätzung möglicherweise mit ihrer Rolle und dem Gefühl zusammenhängt, immer etwas besser machen zu können, lässt sich aus der Befragung nicht ablesen.

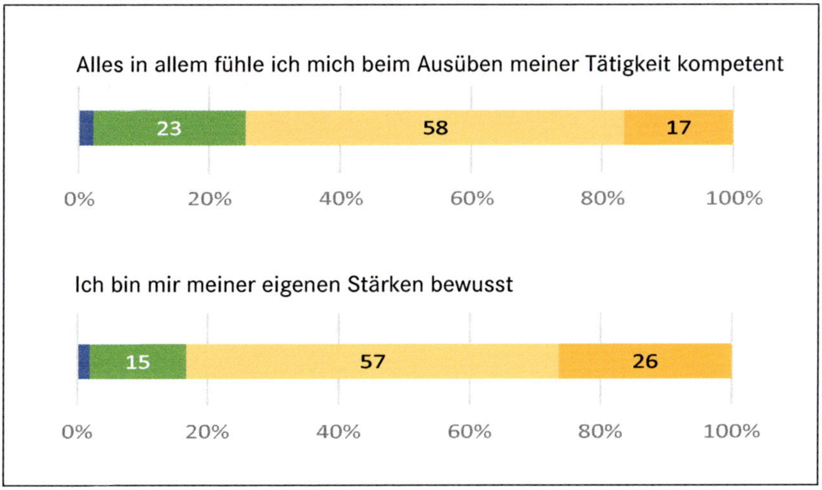

Abbildung 13: Gesamteinschätzung
(Lesehilfe: Blautöne = gar nicht und kaum zutreffend, grün = teils-teils, Gelbtöne = eher bis sehr zutreffend)

Vorbereitung auf das Ehrenamt

Um im Vorfeld die gegenseitigen Erwartungen und die Möglichkeiten des Engagements abzuklären, finden in der Regel Einzelgespräche mit den zukünftigen ehrenamtlichen Hospizmitarbeiterinnen und -mitarbeitern statt. Wie die folgende Abbildung zeigt, geben knapp vier Fünftel der Befragten an, dass sie vor und/oder nach dem Vorbereitungskurs derartige Einzelgespräche geführt haben.

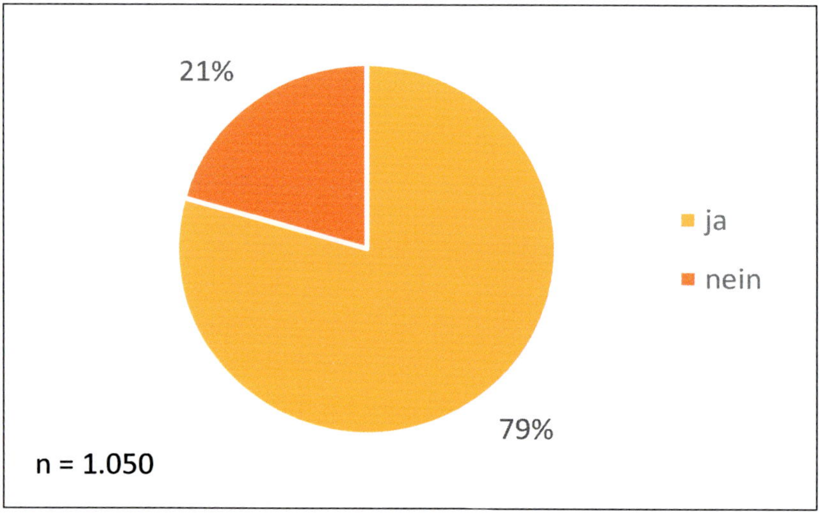

Abbildung 14: Einzelgespräch vor und/oder nach dem Vorbereitungskurs

Bei knapp zwei Drittel derjenigen, die ein Einzelgespräch geführt haben, fand es im Vorfeld des Kurses statt (73 %), bei vielen aber auch im Nachgang (59 %). Dieses Ergebnis weist darauf hin, dass eine Reihe der zukünftigen ehrenamtlichen Sterbebegleiterinnen und Sterbebegleiter zwei Einzelgespräche geführt haben, sowohl vor als auch nach dem Vorbereitungskurs.

Die eindeutige Mehrheit von 90% der Befragten sagt, dass das Einzelgespräch ihnen geholfen habe zu klären, ob die Hospizarbeit das Richtige für sie ist.

Die meisten Kursleitungen kommen aus angrenzenden Fachgebieten, überwiegend haben sie einen pflegerischen, einen seelsorgerischen, einen sozialarbeiterischen oder auch einen psychologischen Hintergrund. Im Durchschnitt vertreten fast alle Kursleitungen zwei Fachgebiete.

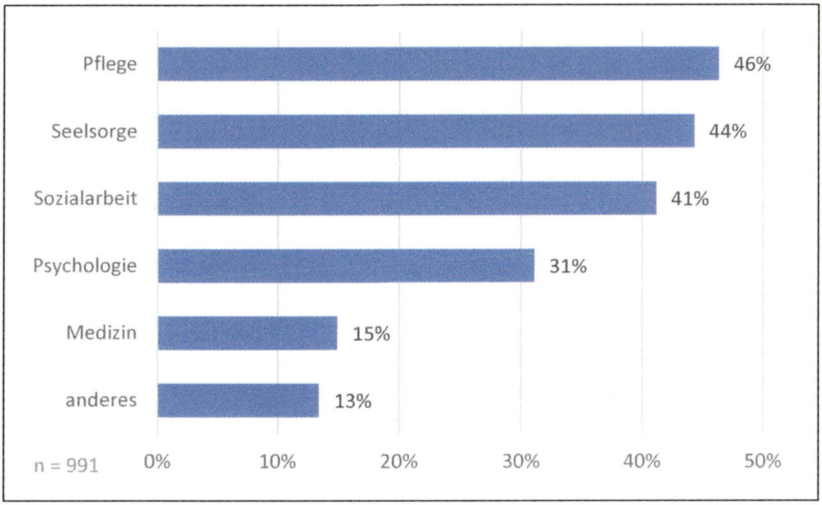

Abbildung 15: Fachgebiete der Kursleitungen

Für gut neun von zehn Befragten waren die Inhalte zu Beginn des Kurses transparent und für fast ebenso viele hatte der Kurs eine klare Struktur.

Die Beschäftigung mit der eigenen Biografie, den eigenen Gefühlswelten, Ängsten und Hoffnungen und die Reflexion persönlicher Erlebnisse und Erfahrungen in der Begegnung mit Sterben, Tod und Trauer – all dies ist, wie oben dargestellt, grundlegende Voraussetzung für die ehrenamtliche Hospizarbeit. Da dies ein hohes Maß an Selbstreflexion voraussetzt, wurden die Befragten gebeten, den Anteil an Selbsterfahrung in dem Vorbereitungskurs einzuschätzen. Die Abbildung zeigt, dass die Selbsterfahrung in den meisten Kursen einen großen Anteil ausmacht und nur in Ausnahmefällen so gut wie gar nicht vorhanden war.

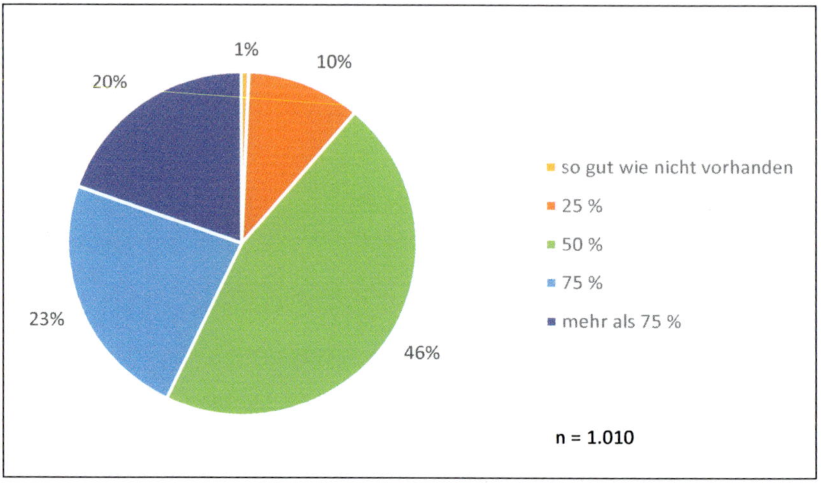

Abbildung 16: Selbsterfahrungsanteil im Kurs

Ein Praktikum im Vorfeld der ehrenamtlichen Hospizarbeit bietet Interessierten eine weitere Möglichkeit zu klären, ob die Hospizarbeit für sie das Richtige ist.

Darüber hinaus kann über diese Erfahrung der Einstieg in die eigenständige Begleitung erleichtert und weiteres Wissen akkumuliert werden. Daher ist die Praktikumsphase auch ein Baustein bei der Befähigung zur ehrenamtlichen Hospiztätigkeit, wie sie in der „Qualitätsanforderung zur Vorbereitung Ehrenamtlicher in der Hospizarbeit“ beschrieben ist[15]. 58,6 % der Ehrenamtlichen haben ein solches Praktikum absolviert, die meisten von ihnen in Altenpflegeheimen, gefolgt von ambulanten und stationären Hospizen, dem Krankenhaus und dem Pflegedienst. Gut jede oder jeder sechste Ehrenamtliche hat an zwei Orten praktische Erfahrungen gesammelt.

15 Vgl.: Blümke et al. (2005): Qualitätsanforderung, 13.

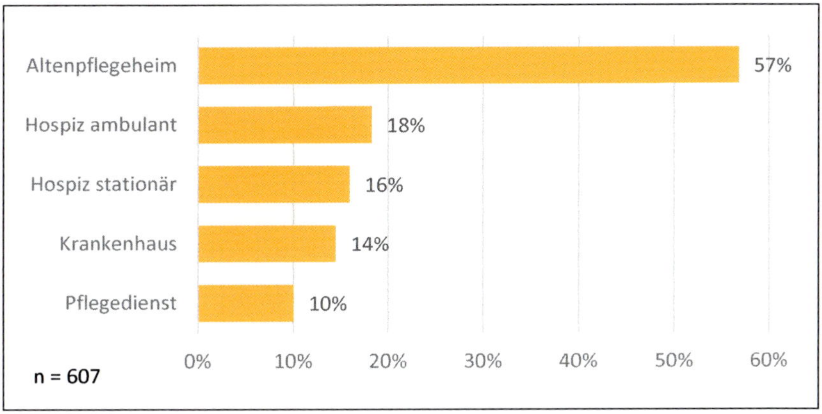

Abbildung 17: Praktikum als Teil der Vorbereitung und Ort des Praktikums

Besondere Kursinhalte

Multikulturelle Gesellschaften wie die deutsche gehen nicht nur mit unterschiedlichen Lebensweisen, sondern zunehmend auch mit unterschiedlichen Bestattungskulturen einher. Vor diesem Hintergrund stellt sich die Frage, wie ausführlich dieses Thema in den Vorbereitungskursen behandelt wird. Gut zwei Fünftel der Befragten sagen, dass es ausführlich bis sehr ausführlich behandelt wurde, für ein Drittel trifft dies nur teilweise zu und für gut ein weiteres Fünftel eher weniger bis gar nicht.

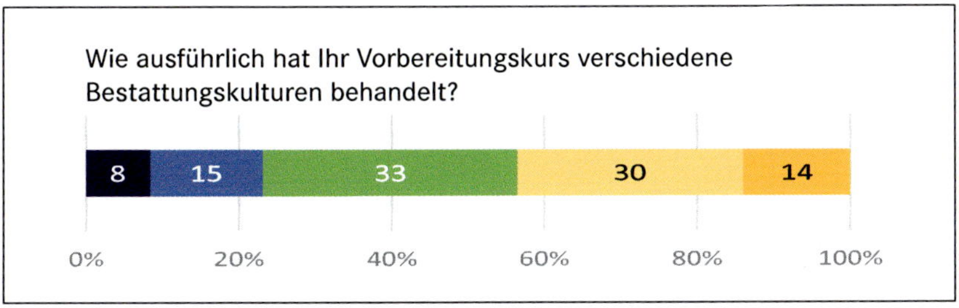

Abbildung 18: Intensität des Kursthemas „Verschiedene Bestattungskulturen" (Lesehilfe: Blautöne = gar nicht und kaum zutreffend, grün = teils-teils, Gelbtöne = eher bis sehr zutreffend)

Wie gesetzlich vorgeschrieben, zählt die Begleitung von Kindern zu den Hospizleistungen nach SGB V § 39a. Betont wird hier, dass den besonderen Belangen der Versorgung in Kinderhospizen (Abs. 1) und den besonderen Belangen der Versorgung von Kindern durch ambulante Hospizdienste ausreichend Rechnung zu tragen ist (Abs. 2). Vor diesem Hintergrund wurden die Ehrenamtlichen danach gefragt, wie intensiv das Thema „Kinderhospizarbeit" in ihrem Vorbereitungskurs behandelt wurde. Mehr als zwei Drittel geben an, dass dieses Thema gar nicht bzw. wenig ausführlich zur Sprache kam, und nur knapp jede bzw. jeder achte Ehrenamtliche sieht das Thema intensiv im Vorbereitungskurs behandelt (s. Abbildung 19). Dieses Ergebnis ist nicht verwunderlich, da nur einzelne Hospizgruppen zusätzlich auf die Begleitung von Kindern und Jugendlichen vorbereiten.

Etwas anderes ist es, Kinder zu begleiten, die Eltern verlieren oder verloren haben. Dies gehört zu den Aufgaben ehrenamtlicher Hospizarbeit und zu ihren größten Herausforderungen, was auch die Ergebnisse der qualitativen Erhebung belegen. Bislang aber wird auch dieses Thema in den Vorbereitungskursen nicht sehr ausführlich behandelt: Das bestätigen knapp drei von fünf Ehrenamtlichen, ein weiteres Viertel sagt, dass dies nur teilweise auf ihren Kurs zutreffe, und nur jede bzw. jeder Sechste spricht von einer ausführlichen bzw. sehr ausführlichen Auseinandersetzung mit der Besonderheit trauernder Kinder im Rahmen des Kurses.

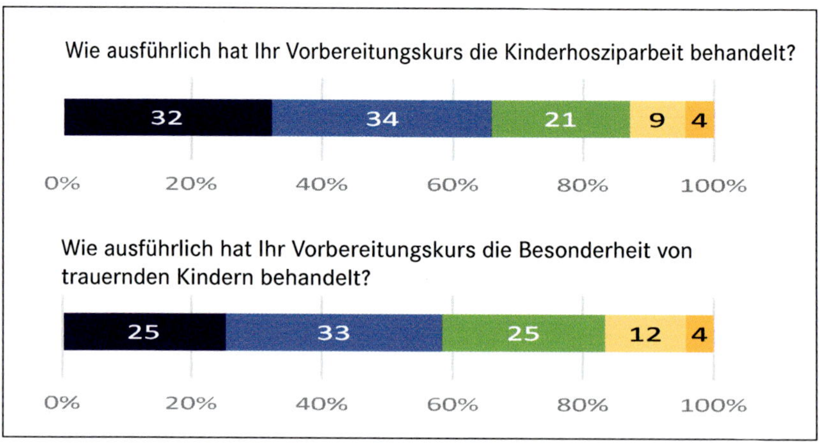

Abbildung 19: Intensität der Kursthemen „Trauernde Kinder" und „Kinderhospizarbeit" (Lesehilfe: Blautöne = gar nicht und kaum zutreffend, grün = teils-teils, Gelbtöne = eher bis sehr zutreffend)

Supervision und Fortbildung

Supervision verstanden als tätigkeitsbezogene Beratung und Begleitung dient der systematischen Reflexion des individuellen oder organisationalen Handelns. In der Hospizarbeit zielt sie auf die systematische Reflexion einer besonders verantwortungsvollen Tätigkeit mit vielfältigen existenziellen Herausforderungen und sollte für haupt- und ehrenamtliche Mitarbeiterinnen und Mitarbeiter, wenn nicht verpflichtend, so doch dringend empfohlen sein. Um zu ermitteln, inwieweit dies in der Praxis tatsächlich der Fall ist, wurden die Ehrenamtlichen danach gefragt, ob sie die Möglichkeit haben, an Supervision teilzunehmen. Gruppentreffen, die in der Praxis teilweise auch als Supervision beschrieben werden, wurden in der Fragestellung explizit ausgeklammert. Für gut neun von zehn Ehrenamtlichen besteht diese Möglichkeit, ihre Teilnahme ist zumeist freiwillig (48,9 %), häufig aber auch verpflichtend (40,7 %). Das bedeutet aber auch, dass für knapp 9 % diese Möglichkeit nicht existiert. In Einzelfällen ist die Teilnahme an Supervision verpflichtend, darüber hinaus aber besteht die Möglichkeit, freiwillig an weiteren Supervisionen teilzunehmen.

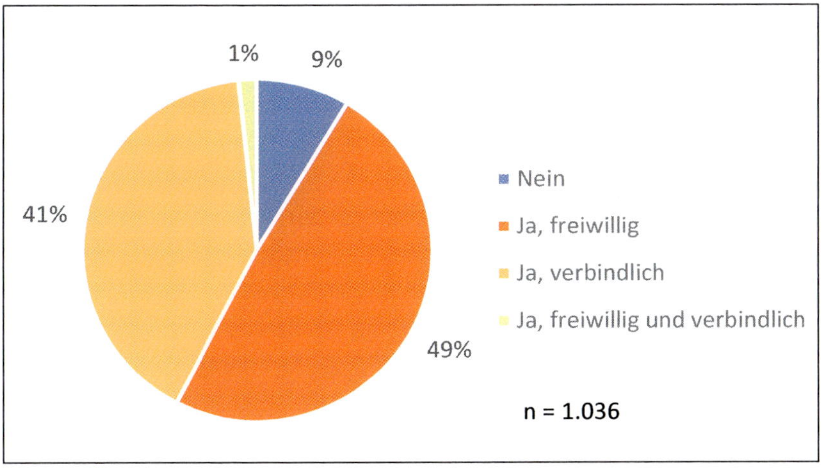

Abbildung 20: Möglichkeit der Teilnahme an Supervision

Die Ehrenamtlichen, die die Möglichkeit haben, an Supervision teilzunehmen, nutzen dies auch häufig: Jeweils ein gutes Viertel nimmt ein- bis zweimal jährlich bzw. drei- bis viermal jährlich an einer Supervision teil. Bald die Hälfte der Ehrenamtlichen, die die Gelegenheit dazu haben, nimmt mehr als viermal im Jahr an einer Supervision teil.

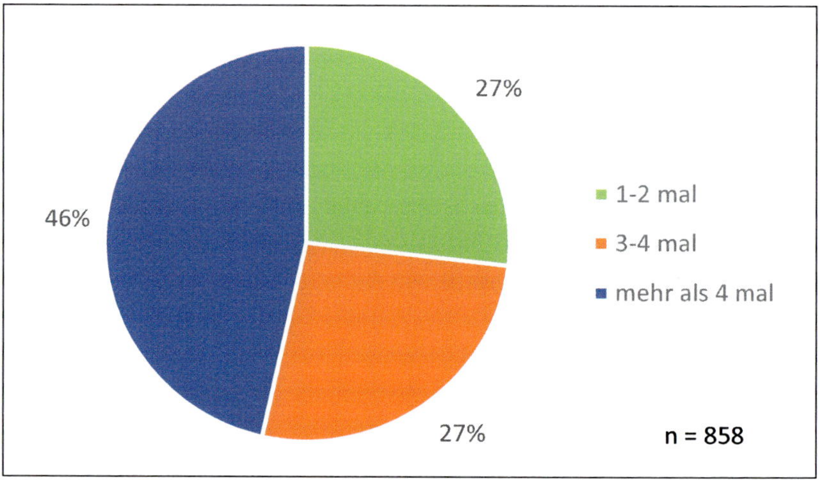

Abbildung 21: Häufigkeit der Teilnahme an Supervisionen

Da auch Fortbildungen ein wichtiges Element zur Sicherstellung und Verbesserung der Qualität ehrenamtlicher Hospizarbeit darstellen, wurden die Ehrenamtlichen zudem danach gefragt, ob sie die Möglichkeit zur Teilnahme an Fortbildungen haben. Diese Möglichkeit besteht für nahezu alle Ehrenamtlichen, überwiegend ist die Teilnahme freiwillig (85,7 %), für einige aber auch verpflichtend (11,3 %). Nur für knapp 1 % besteht keine Möglichkeit zur Teilnahme an einer Fortbildung.

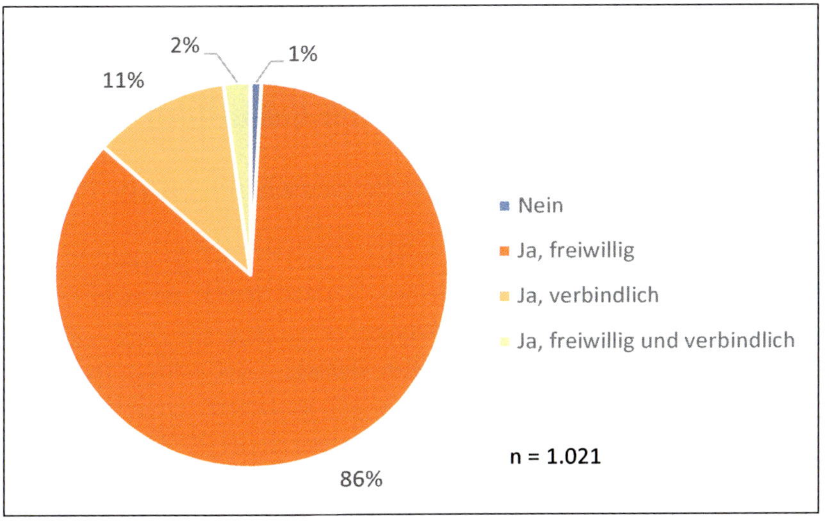

Abbildung 22: Möglichkeit der Teilnahme an Fortbildungen

Diese Möglichkeit wird auch von vielen Ehrenamtlichen genutzt: Gut die Hälfte von ihnen nimmt ein- bis zweimal jährlich an einer Fortbildung teil, etwa ein Drittel drei- bis viermal und bald jede bzw. jeder achte Ehrenamtliche besucht mehr als viermal im Jahr eine Fortbildungsveranstaltung.

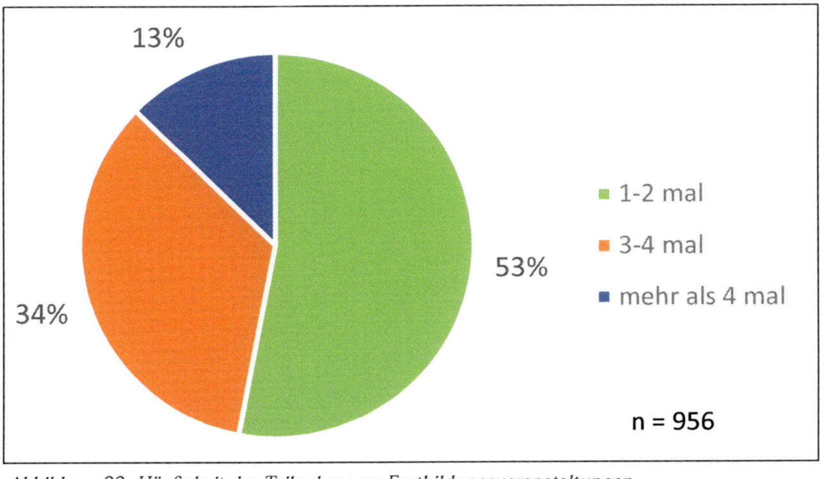

Abbildung 23: Häufigkeit der Teilnahme an Fortbildungsveranstaltungen

5. Qualitative Erhebung

5.1 Methodisches Vorgehen der qualitativen Erhebung

5.1.1 Forschung in der Lehre: Wissenschaft lernt von Praxis

Seminare zum Themenspektrum „Sterben, Tod und Trauer“ sowie zu Konzepten, Entwicklungen und regionalen Rahmenbedingungen von Hospiz- und Palliativversorgung sind bislang an fast allen deutschen Hochschulen unterrepräsentiert. Im Seminar „Sterbebegleitung als Teil des Lebens“ für Soziale Arbeit, Heilpädagogik und Religionspädagogik im Wintersemester 2013/14 hatten Studierende die Gelegenheit, sich mit Sterben, Tod und Trauer als soziale Prozesse und Phänomene auseinanderzusetzen. Im Berufsalltag begegnen sie sterbenden und trauernden Menschen an unterschiedlichen Schnittstellen zwischen Individuum und Gesellschaft, zum Beispiel in Sozialdiensten von Krankenhäusern, in Alten- und Pflegeheimen, in Werkstätten und Wohngruppen für Menschen mit besonderem Assistenzbedarf und in Krebsberatungsstellen. Aber auch in Kirchengemeinden und Diakonie, im Rahmen von gesetzlichen Betreuungen, in der Sozialpsychiatrie und in der sozialpädagogischen Familienhilfe ist fundiertes Wissen zur Hospiz- und Palliativversorgung notwendig, um Klienten in diesen besonderen Krisensituationen und sensiblen Lebensphasen angemessen unterstützen und begleiten zu können.

Der Schwerpunkt im Rahmen des Seminars an der Hochschule Hannover war die Erstellung eines Interviewleitfadens. Da das Seminar im zweiten Studienabschnitt (4. bis 6. Semester) stattfand, hatten die meisten Studierenden bereits Seminare zur empirischen Sozialforschung belegt, so dass ein Grundwissen vorausgesetzt werden konnte. Im Rahmen eines Vorgespräches wurden Auftrag und Zielsetzung der Studie erläutert. Da die Studierenden zu einem sehr sensiblen Thema mit Ehrenamtlichen ein vertrauensvolles Gespräch führen sollten, war es notwendig, dass sie Grundkenntnisse zur Geschichte und Entwicklung der Hospizarbeit und Palliativversorgung erhielten. Die Einführung in die Thematik erfolgte durch Referate, Arbeiten mit Texten wie zum Beispiel „Die historische

Entwicklung von Hospizarbeit und Palliative Care“[16] sowie durch die Filmdokumentation „Sterbezeit ist Lebenszeit“[17].

Die Lehrveranstaltung zeichnete sich durch eine gute Vernetzung mit der Praxis aus. Die Hospiz LAG Niedersachsen war durch Herrn Domdey als Vorstand und Frau Fischer als Projektleitung vertreten, um die Zielsetzung der Forschungskooperation zu erläutern sowie die Arbeitsweise einer Landesarbeitsgemeinschaft vorstellen. Dazu gehörte, die Geschichte der niedersächsischen Hospizarbeit sowie die aktuelle Infrastruktur von ambulanter und stationärer Hospizarbeit zu erläutern. Die Repräsentanten erläuterten den Studierenden wesentliche Inhalte von Vorbereitungskursen zur ehrenamtlichen Sterbebegleitung.

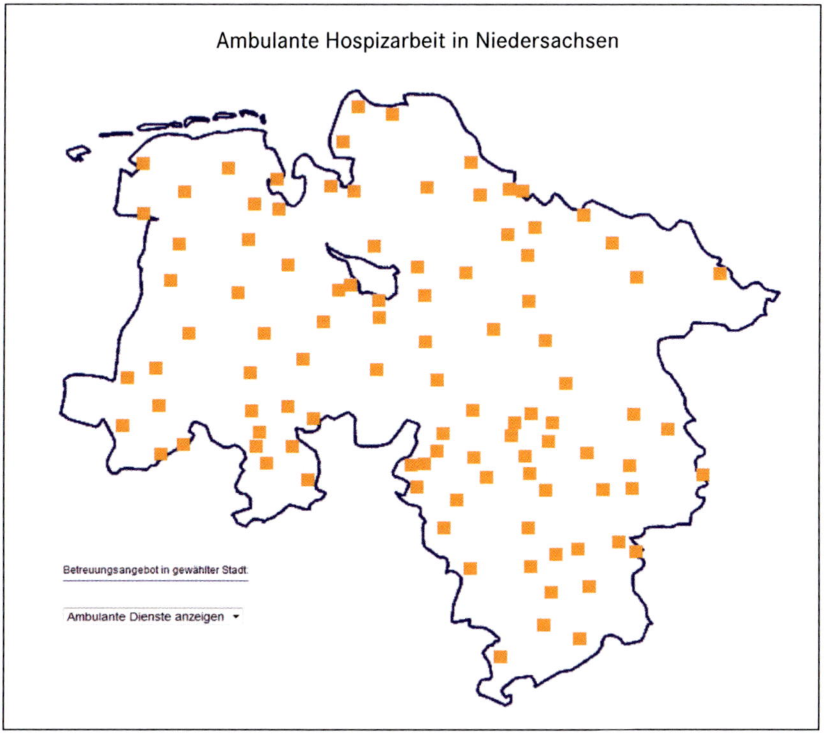

16 Pleschberger (2007): Entwicklung von Hospizarbeit und Palliative Care, 24–29.

17 Kronawitter (2007): Sterben ist Lebenszeit.

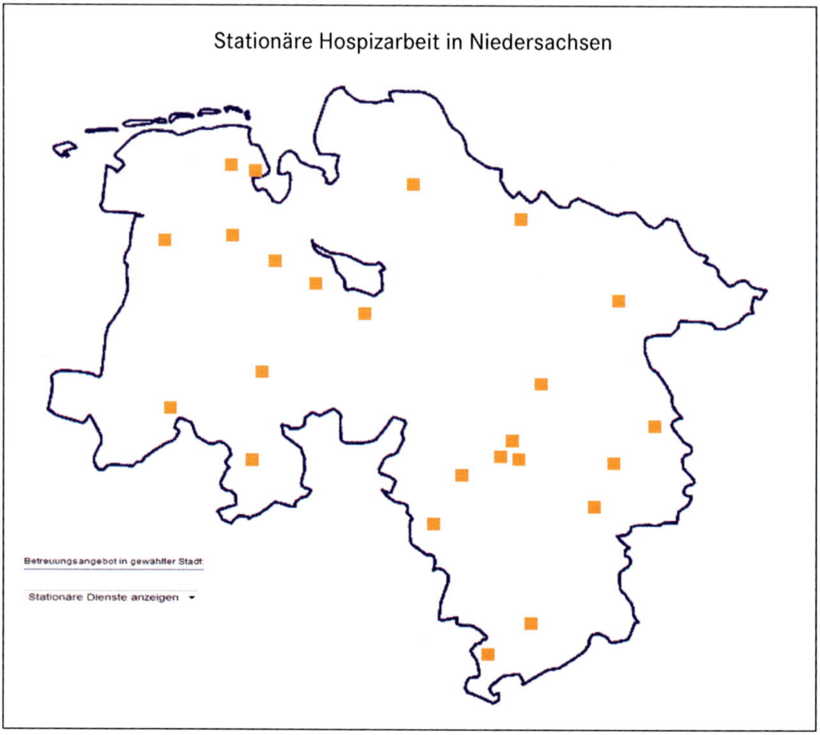

Darüber hinaus konnten Ehrenamtliche aus Ostwestfalen gewonnen werden, die nicht zum Forschungsfeld gehörten und den Studierenden in Kleingruppen für Gespräche über ihre Erfahrungen in der Sterbebegleitung zur Verfügung standen.

Die externen Experten waren wichtig, um in kurzer Zeit einen tieferen Einblick in die praktische Hospizarbeit zu bekommen und ein Gefühl für relevante Hospizthemen zu entwickeln. Im weiteren Verlauf des Seminars formulierten die Studierenden einen Interviewleitfaden und übten wesentliche Aspekte der Gesprächsführung in Interviews. Die Erfahrungen dieser innovativen Zusammenarbeit werden von einer Studentin und von Ehrenamtlichen im nächsten Kapitel dargestellt.

5.1.2 Seminarverlauf aus studentischer Sicht

Beitrag von Juliane Korves, BA Soziale Arbeit

Die Themen Tod und Sterben, Umgang mit dem Tod, Erleben des Sterbens, der Umgang mit Sterbenden und auch der Umgang mit den Angehörigen und Trauernden lösen in unserer Gesellschaft oft Hilflosigkeit und Sprachlosigkeit aus. Wir wissen heute wenig über den Umgang und über Rituale zu diesen Themen. Das führt zu einer Tabuisierung. Doch gerade wir als angehende Sozialarbeiterinnen dürfen nicht die Augen verschließen und die Tabuisierung unterstützen. Soziale Arbeit ist eine Menschenrechtsprofession und tritt für die Rechte der Menschen ein, die in unserer Verfassung verankert sind.

„Die Würde des Menschen ist unantastbar." So steht es im ersten Artikel unseres Grundgesetzes. Die Würde des Menschen ist auch im Sterben unantastbar.[18] Bedingt durch die demografische Entwicklung werden wir zunehmend mit älterer Klientel arbeiten, zu deren Lebenswelt der Verlust von Angehörigen und die Trauerbewältigung gehören werden. Diese Themen sind nicht auf ein bestimmtes Arbeitsfeld beschränkt. Über den Umgang mit diesen Themen können wir aus der Hospizarbeit viel lernen.

Diese Erkenntnis reifte, als ich im letzten Semester das Seminar „Sterbebegleitung als Teil des Lebens" belegte. So beschäftigten wir uns mit der Geschichte der Hospizarbeit, den verschiedenen Einrichtungen, in denen Hospizdienste angeboten werden, und mit der praktischen Arbeit auch immer in Bezug auf die Kursinhalte zur Qualifizierung und Weiterbildung. Am meisten beeindruckten mich die Gespräche mit den ehrenamtlichen und hauptamtlichen Frauen, die uns in der Lehrveranstaltung besuchten und aus der Praxis berichteten. Besonders erwähnenswert empfinde ich die warme annehmende Haltung und den professionellen akzeptierenden Umgang mit schwierigen Situationen. Der amerikanische Psychologe Carl R. Rogers benennt diese Haltung als „acceptance" und meint damit das vorbehaltlose Akzeptieren. Diese Grundhaltung ist auf die Hospizmitarbeiterinnen übertragbar. Es geht um die Akzeptanz der Menschen, egal ob diese positive oder

18 Vgl. Bieri (2013): Eine Art zu leben, 346–350.

negative Gedanken und Gefühle äußern. Die Menschen dürfen individuell sein und werden in ihrer Selbstständigkeit, ihrer Individualität, eben in ihrem Menschsein angenommen. [19]

Während des Interviews konnte ich ganz verschiedene Eindrücke gewinnen. Neben der fachlichen Kompetenz und der Komplexität der organisatorischen Abläufe beeindruckte mich die durchweg warme, akzeptierende Haltung meiner Interviewpartnerin. Sie war sehr reflektiert und betonte immer wieder, dass gerade die Empathie aus ihrer Sicht von großer Bedeutung für die Arbeit ist. Sie erklärte mir, dass dies in den Kursen zur Qualifizierung ehrenamtlicher Hospizmitarbeiterinnen zwar vermittelt wird, dass es aber ebenso wichtig ist, das Gelernte immer wieder zu üben. Empathie nimmt auch bei Rogers einen großen Stellenwert ein. Das Einfühlen in die Menschen hält er für eine Grundvoraussetzung, um vertrauensvoll und verständnisvoll miteinander umgehen zu können.[20] Eingeprägt hat sich bei mir die Episode, als meiner Interviewpartnerin vom Pflegepersonal des Altenheims nicht mitgeteilt wurde, dass der Mann, den sie begleitete, verstorben war. Wir unterhielten uns über die Akzeptanz der ehrenamtlichen Mitarbeiterinnen und Mitarbeiter in multiprofessionellen Teams. Das Selbstbewusstsein, so sagte meine Interviewpartnerin, könnte in diesem Bereich in den Kursen thematisiert und möglicherweise auch gestärkt werden.

19 Vgl. Rogers (2012): Entwicklung der Persönlichkeit, 277.

20 Vgl. ebd.

5.1.3 Ehrenamtliche Hospizmitarbeiterinnen an der Hochschule Hannover

Im Wintersemester 2013/14 wurden erstmalig Ehrenamtliche aus Nordrhein-Westfalen an die Hochschule Hannover eingeladen, um dort in der Lehre aktiv mitzuwirken.[21] Die Studierenden sollten einen ersten Eindruck von Hospizarbeit und ehrenamtlich Tätigen bekommen und konnten dazu ihre Fragen stellen. Es kam zu intensiven Gesprächen, in denen es darum ging, von erfahrenen Hospizmitarbeiterinnen zu hören, wie sie mit schwerstkranken Menschen und ihren Familien über Tod und Sterben sprechen, wie sie damit umgehen, wenn Sterbende nicht sprechen können, oder welche Unterstützungsmöglichkeiten es für die Ehrenamtlichen gibt.

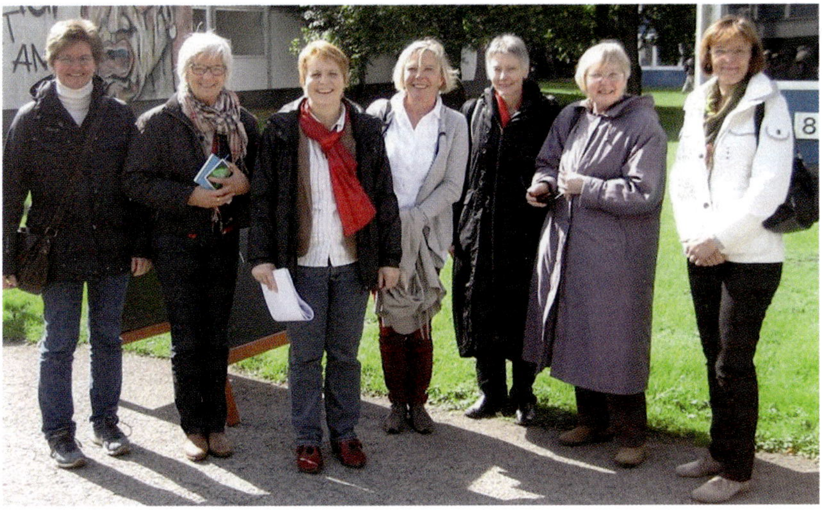

Quelle: Rundbrief der Ambulanten Hospizgruppe Verl e.V., Oktober 2013

21 Elisabeth Kaltefleiter, Kornelia Terletzki (Ehrenamtliche Mitarbeiterinnen der Ambulanten Hospizgruppe Verl), Olivia Bolz, Elisabeth Kentrup (Ehrenamtliche Mitarbeiterinnen der Hos-pizgruppe Rietberg/Neuenkirchen), Annette Beer, Regine Grass (Ehrenamtliche Mitarbeiterinnen der Hospizbewegung Herford).

Den Ehrenamtlichen war es wichtig, den Studenten zu vermitteln, dass eine wesentliche Voraussetzung für die Hospizarbeit eine Offenheit dem anderen Menschen gegenüber ist und es außerdem etwas Mut braucht, sich auf Neues einzulassen. Zu den Stärken einer Hospizbewegung gehöre eine bunte Vielfalt an Kompetenzen, die die Ehrenamtlichen aus ihren privaten oder beruflichen Bereichen mitbringen. Die Studierenden waren beeindruckt von der Persönlichkeit der einzelnen Ehrenamtlichen und erlebten sie als sehr authentisch. Ihnen fiel insbesondere die Fähigkeit der Selbstreflexion auf. Es zeigte sich für sie, dass es bei der Begleitung von Menschen am Lebensende stärker auf eine bestimmte Haltung ankommt und nicht so sehr auf ein spezielles Wissen.[22]

22 Vgl. dazu Aussagen zur Ausbildung in Palliative Care von Student, J. C./Napiwotzky, A.: „Hospizarbeit ist zu 90 % Haltung und zu 10 % Wissen“ (Student/Napiwotzky (2007): Palliative Care, 34).

5.1.4 Leitfragen, Durchführung und Auswertung der qualitativen Interviews

Die Ausgangsfrage zur Erstellung des Interviewleitfadens lautete: „Was ist aus den Erfahrungen ehrenamtlicher Sterbebegleiterinnen zur Verbesserung für die inhaltliche Gestaltung von Hospizvorbereitungskursen zu lernen?“ Nach intensiver Seminararbeit einschließlich Diskussionen mit Ehrenamtlichen und Vertretern der Hospiz LAG entstand folgender Leitfaden für die qualitativen Einzelinterviews.

1. Wie kamen Sie zum Ehrenamt in der Hospizarbeit?
2. Welche Inhalte Ihres Vorbereitungskurses sind Ihnen heute noch wichtig?
3. Welche Situationen haben Sie als schwierig erlebt?
4. Welche Angebote und Fortbildungen wünschen Sie sich?
5. Wie positionieren Sie sich als Ehrenamtliche?
6. Wie hat die Hospizarbeit Sie persönlich verändert?

Darüber hinaus wurden soziodemografische Daten erhoben wie Alter, Geschlecht, Familienstand, Schulbildung, Berufsausbildung, bisherige Tätigkeitsdauer in der Hospizarbeit und Ort der Begleitung (zu Hause, stationäres Hospiz, Krankenhaus, Palliativstation, Alten- und Pflegeheim, Einrichtung der Behindertenhilfe).

Im folgenden Verlauf dieser Studie wurden 25 Interviews geführt. Bei der Auswahl der Interviewpartnerinnen und -partner wurde darauf geachtet, dass Ehrenamtliche aus ausschließlich ehrenamtlich arbeitenden Hospizvereinen, aus Hospizvereinen, die nach § 39a SGB V finanziert werden, sowie aus stationären Hospizen vertreten waren. Die leitfadengestützten, qualitativen Interviews im Raum Niedersachsen wurden aufgezeichnet, nach wissenschaftlichen Kriterien wörtlich transkribiert und anschließend mittels vorhandener Aufnahme kontrolliert.

In einer schlagwortartigen Skizzierung nennt Lamnek „Kommunikation, Verstehen, Subjekt und Lebenswelt“[23] als zentrale Prinzipien qualitativer Interviews.

23 Vgl. Lamnek (1995): Qualitative Sozialforschung, 21.

Durch ihre handlungsleitenden Prinzipien von Offenheit, Kommunikativität, Prozessorientierung und Flexibilität bieten sie die Möglichkeit, Situationsdeutungen und Handlungsmotive sowie Alltagstheorien und Selbstinterpretationen der Befragten differenziert zu erheben.[24] Prozessorientierung und Kommunikation sind eng miteinander verbunden und beleben sich gegenseitig. Innerhalb der qualitativen Sozialforschung wird der Forschungsprozess auch als Kommunikationsprozess definiert. Das leitfadengestützte Interview erfolgt als wissenschaftliche Befragung zielgerichtet, systematisch, unter kontrollierten Bedingungen und vor gegenstandsbezogenem Hintergrundwissen. Die Methoden der Gesprächsführung sind aktives Zuhören, Zusammenfassen, Konkretisieren, Sondieren; Sich-Zeit-Lassen und vertiefende Fragen dienen der Selbstexploration.

Die Auswertung erfolgte als qualitative Inhaltsanalyse nach Mayring, die Mayring selbst genauer als „kategoriengeleitete Textanalyse" definiert: „Zusammenfassend will also Inhaltsanalyse *Kommunikation* analysieren, *fixierte* Kommunikation analysieren, dabei *systematisch* vorgehen, dabei also *regelgeleitet* vorgehen, dabei auch *theoriegeleitet* vorgehen, das Ziel verfolgen, *Rückschlüsse auf bestimmte Aspekte der Kommunikation* zu ziehen."[25]

24 Vgl. Hopf (2000): Qualitative Interviews, 349 ff.

25 Mayring (2011): Qualitative Inhaltsanalyse, 13

5.1.5 Phänomenologie als wissenschaftstheoretischer Hintergrund [26]

Die Phänomenologie wird als „eine der zentralen Hintergrundtheorien der qualitativen Forschung“ [27] angesehen, weil sie dem subjektiven Denken und Empfinden und der Intersubjektivität eine herausgehobene Bedeutung beimisst. Der Begriff selbst ist eine Verbindung von „Phänomen“ (altgr. phainomenon = Sichtbares, Erscheinung) und „Logos“ (logos = Sammlung, Rede, Lehre).

Bei den Gesprächen mit den Hospizmitarbeiterinnen und -mitarbeitern, wie sie anhand der Methodik des leitfadengestützten Interviews erfolgten, stand die Beschreibung der Erfahrungen der Hospizmitarbeiter im Mittelpunkt der Untersuchung. Durch die Gespräche sollte ein Abbild von Wirklichkeit im Erleben, Denken, Spüren und Handeln für die ehrenamtliche Tätigkeit nachgezeichnet werden.

„Da Erleben, Erfahren, Handeln eine ursprüngliche, nur dem erlebenden, erfahrenden, handelnden Subjekt selbst ‹wirklich› zugängliche Sphäre ist, sind sogenannte objektive Faktizitäten nur als subjektive Bewusstseinsgegebenheiten überhaupt empirisch evident.“ [28] Will man also wissenschaftliche Aussagen über Erleben, Erfahrungen und Handeln machen, ist dies nur über Subjektivität und Intersubjektivität möglich. Eine Objektivierung der Erfahrungen Einzelner scheint dann möglich zu sein, wenn ein Sinnzusammenhang hergestellt werden kann. Der Sinnzusammenhang wird erreicht, indem die Gesprächspartnerinnen und -partner einen Bereich ihrer Lebenswelt miteinander teilen, da sie alle zum gesellschaftlichen Subsystem Hospizarbeit gehören. Es geht darum, Aussagen darüber zu treffen, welche Wahrnehmungen, Erfahrungen und Kenntnisse kennzeichnend für Hospizmitarbeitende sind. Selbstverständlich bedeutet dies nicht, dass dieser Bereich für alle Befragten die gleiche Bedeutung oder gar dieselbe Ausgestaltung aufweist. Vielmehr kann mithilfe der Erfahrungen, die Menschen in der Hospizarbeit als Teil ihrer Lebenswelt machen, Wirklichkeit abgebildet

26 Vgl. ausführlich: Begemann (2006): Hospiz – Lehr- und Lernort, 42–44.

27 Hitzler/Eberle (2000): Phänomenologische Lebensweltanalyse, 109.

28 Hitzler/Eberle, a. a. O., 114.

werden, die eben nicht nur für die Einzelnen Wirklichkeit ist, sondern aufgrund der Intersubjektivität Generalisierungen von Überzeugungen, Handlungen und Strukturen möglich macht. Das heißt, es können sich „intersubjektiv gültige Deutungsschemata herausbilden".[29]

Die Gespräche mit den Hospizmitarbeiterinnen sollen Phänomene aus ihrer Lebenswelt abbilden. Ein „Phänomen" ist definiert als: „das Sich-an-ihm-selbst-zeigende, das Offenbare"[30], wie der Philosoph Martin Heidegger (Schüler und Assistent des Begründers der Phänomenologie Edmund Husserl) formuliert. Die Phänomene dieser Lebensweltanalyse werden im Forschungsprozess systematisch durch ein Kategoriensystem abgebildet. Erst nach den Gesprächen, die eine Beschreibung der Phänomene sind, und ihrer Transkription kann das Verstehen im Sinne der Hermeneutik erfolgen.

29 Hitzler/Eberle, a. a. O., 115.

30 Heidegger (1976): Sein und Zeit, 28.

5.1.6 Hermeneutik als wissenschaftstheoretischer Hintergrund[31]

„Hermeneutik ist traditionell die Interpretation von Texten verschiedener Art, dann aber auch in einem weiteren Sinne die Auslegung der Lebenswirklichkeit. [...] Als hermeneutische Methode bezeichnet man das Verstehen, Auslegen und Deuten von Dokumenten und den Voraussetzungen, Mitteln, Zielen und Kriterien für das Auslegen. [...] Jede Lebensäußerung enthält einerseits Einmaliges, Individuelles, andererseits immer auch Allgemeines, Objektives. Das eine führt zu elementarem Verstehen, das andere zum Verstehen von Ganzheit."[32]

Der subjektive Sinn kann immer nur annäherungsweise erfasst werden, weil das Vorverständnis des Verstehenden, der subjektive Sinn, immer auch Teil des Forschungsprozesses ist. „Eine absolute Kongruenz zwischen dem Verstehenden und dem Produzenten des Textes ist kaum herzustellen, weshalb die hermeneutische Differenz als Strukturelement des hermeneutischen Verstehens betrachtet werden muss."[33] Deshalb ist es notwendig, sich der eigenen Einstellungen, Überzeugungen, Gedanken und Gefühle mit erhöhter Sensibilität bewusst zu werden. Erst wenn subjektive Voreinstellungen reflektiert wurden, wird es möglich sein, „zu den Sachen selbst" in den Erfahrungen der Hospizmitarbeiter vorzudringen.

Damit ein umfassender Sinn- und Bedeutungszusammenhang im hermeneutischen Verstehen erreicht werden kann, sind Regeln, Verfahren und Strukturen notwendig. Auf diese Weise lässt sich transparent darstellen, wie sich Verstehen entwickelt. Die qualitative Inhaltsanalyse nach Philipp Mayring zeigt durch den konkreten Ablauf und die einzelnen Schritte zur induktiven Kategorienbildung ein nachvollziehbares Verfahren mit transparenten Regeln.

31 Vgl. ausführlich: Begemann, Hospiz – Lehr- und Lernort, S. 44–46.

32 Engelke (2009): Wissenschaft Soziale Arbeit, 180–181.

33 Lamnek, a.a.O., 75.

5.2 Ergebnisse der qualitativen Erhebung

Im Folgenden werden die Ergebnisse anhand der einzelnen Fragen der qualitativen Interviews systematisch dargestellt, indem Ehrenamtliche zitiert werden und aus ihren Aussagen Kategorien abgeleitet und in einen intersubjektiven Sinnzusammenhang gestellt werden. Ergänzt werden die originären Interviewaussagen durch Theorieimpulse.

5.2.1 Motivationen: Verlusterfahrungen, Suche nach sinnstiftendem Engagement und gesellschaftliche Enttabuisierung

Interviewfrage: Wie kamen Sie zum Ehrenamt in der Hospizarbeit?

Der Gesprächseinstieg erfolgte anhand der Frage zur Motivation eines Engagements im Hospizbereich. Es ist bekannt, dass hospizliches Ehrenamt häufig mit der eigenen Lebensgeschichte beginnt.[34] Somit bot die erste Frage eine Möglichkeit, biografische Aspekte zur ehrenamtlichen Sterbebegleitung mitzuteilen und zu erläutern. Aus den Antworten auf die Frage nach der Motivation für die ehrenamtliche Arbeit wurden folgende Kategorien als zusammenfassende Kernaussagen der Interviewpartnerinnen abgeleitet.

1. *Hospizarbeit ist erfüllendes, sinnstiftendes Engagement, im Einklang mit Persönlichkeit und Kompetenzen*
2. *Wunsch nach Veränderungen im Umgang mit Sterben und Tod*

34 Vgl. u.a. Heller et al. (2013): Geschichte Hospizbewegung; Göbel (2012): Die eigene Sterblichkeit; Begemann (2006): Hospiz- Lehr- und Lernort.

5.2.1.1 Bedeutsame Verlusterfahrungen im Familien- oder Freundeskreis, die das Bedürfnis nach Hilfe auslösten, erhalten und weitergeben

Für viele Hospizmitarbeiterinnen sind bedeutsame Verlusterfahrungen im Familien- und Freundeskreis eine wesentliche Motivation, um über ein Ehrenamt im Hospiz nachzudenken. „Trauer ist das gleiche Gefühl, das wir sonst Liebe nennen. Ich kann jemanden nur betrauern, wenn ich auch eine Beziehung zu ihm habe.“[35] Der Tod eines geliebten Menschen stellt eine Krisensituation und bedeutsame Herausforderung für die Lebensgestaltung dar. Der Tod fordert heraus, über die Zerbrechlichkeit von Leben, über Lebenswerte und -aufgaben und über Sinnzusammenhänge nachzudenken.

Die Gespräche mit Hospizmitarbeitenden zeigen, dass sowohl private Erlebnisse als auch berufliche Erfahrungen biografische Motivationsfaktoren sein können, um sich für die Begleitung sterbender und trauernder Menschen zu engagieren. Dabei können schöne Momente ebenso motivierend wirken wie Augenblicke, in denen Menschen sich hilflos fühlten oder Angst verspürten.

> *„Hauptgrund war, dass mein erster Mann sehr krank war und gestorben ist. Habe Unterstützung und Hilfe in der Phase sehr vermisst. Und hab aber auch für mich gemerkt, wie gut ich das hätte gebrauchen können und wie schön das wäre, so etwas zu haben. Das war der Ursprung und Auslöser des Hospizgedankens“ (IP 02, Z. 7–17).*

> *„Habe meine beste Freundin durch Lungenkrebs verloren und wir haben viele intensive Gespräche geführt und uns auch ausgemalt, wie wird es sein, wenn wir die Erde verlassen haben; sie hat mir bestätigt, wie gut ihr diese Gespräche getan haben; habe gedacht: ich gehe in diese Arbeit“ (IP 18, Z. 19–22).*

35 Fritz Roth zit. n. Enax/Höppke (2005): Wenn die Seele malt, 7.

Es wird deutlich, dass auch in den schweren Erfahrungen der persönlichen Begleitung eines nahestehenden Menschen ein Zugang zur Sinnhaftigkeit, erhalten bleibt, an der Menschen trotz eigener Verluste und Trauer festhalten und „... trotzdem Ja zum Leben sagen.“[36] Jemand, der das Miterleben eines Sterbeprozesses als sinnlos wahrnimmt und erlebt, wird wohl kaum den Weg in die Hospizarbeit finden.

36 Frankl (2002): ... trotzdem Ja zum Leben.

5.2.1.2 Hospizarbeit ist erfüllendes, sinnstiftendes Engagement, im Einklang mit Persönlichkeit und Kompetenzen

Die Sinnfrage des Lebens ist nicht ohne die Sinnfrage des Todes zu stellen und zu beantworten. Lebenserfahrung und Todeserfahrung bilden in ihrer Gegensätzlichkeit eine Einheit und sind dynamisch aufeinander bezogen. Das Wissen um die eigene Lebensgrenze stellt den Menschen vor die Aufgabe, den Tod sinnvoll in das Leben zu integrieren. Der Mensch als vernunftbegabtes Wesen fragt und strebt nach Sinnverwirklichung in seinem Leben. Der österreichische Philosoph und Psychiater Viktor E. Frankl (1905–1997) hat anschaulich konkretisiert, dass Sinnerfahrungen über die drei Wege von a) schöpferischen Werten, b) Erlebniswerten und c) Einstellungswerten möglich sind.[37] Die Aussagen der Hospizmitarbeitenden zeigen, wie diese Sinndimensionen ineinander verwoben sind. Schöpferische Werte zeichnen sich durch Engagement und Aktivität aus. Ehrenamtlich in der Hospizarbeit Tätige gestalten ihre selbstgewählte Aufgabe. Sie haben für sich einen Platz gefunden, an dem sie sich mit ihren Kompetenzen aktiv einbringen. Die Teilnahme an Vorbereitungskursen und Gruppenabenden, Besuche in Alten- und Pflegeheimen, präsentes Dasein am Sterbebett und Gespräche mit Sterbenden und Angehörigen tragen zur Sinnverwirklichung bei. Im Rahmen von Begleitungen sind schöpferische Werte nicht zu trennen von Erlebnis- und Einstellungswerten, wie an den folgenden Formulierungen deutlich wird:

> *„Was mich unglaublich reizt an dieser ehrenamtlichen Arbeit, dass es ums Wesentliche geht, dass es ums Jetzt, um den Moment, um das Wirkliche, was Leben ausmacht; das reizt mich ganz besonders; [...] dass man spürt, was Leben ist – ja“ (IP 01, Z. 354–358).*

> *„Beim Hospiz gebe ich meine Zeit [...], alle Angehörigen schätzen das sehr. [...] Dass so viel Herzlichkeit entgegengebracht wird [...]. Ich sehe, was ich mit der sozialen Arbeit und mit dem Kontakt zu anderen Menschen bewirken kann [...].Lebensfreude ist einfach mit das Schönste in dieser Arbeit“ (IP 04, Z. 35–59).*

37 Frankl (2007): Ärztliche Seelsorge.

Sehnsucht und Verlangen nach Sinn sind existenzielle Bedürfnisse des Menschseins. Etymologisch stammt das Wort „Sinn“ aus dem genuin althochdeutschen „sinnan“, was „reisen, streben, gehen“ meint.[38] Das heißt, Menschen, die sich für sinnvolle Ziele engagieren, nehmen weite Wege in Kauf, sie überwinden Hindernisse und lernen mit Problemen und Schicksalsschlägen umzugehen. Sinn ist Motor und Kompass für engagierte Menschen. Wenn Sinn in enger Beziehung zum Reisen steht, bedeutet das auch, sich auf unbekannte Gebiete einzulassen. Motivierte Menschen, die nach Sinn streben, haben einen hohen Anspruch an Selbstverwirklichung und Selbstbestimmung in ihrem Engagement. Sie wünschen sich, dass sie ihre Kompetenzen und Qualifikationen einsetzen und erweitern können.

Bei Menschen, die sich einer Aufgabe hingeben und über sich hinauswachsen, wird eine sinnzentrierte Haltung erkennbar. Durch geschenkte Zeit, Wissen und Empathie investieren sie einen beträchtlichen Teil von sich selbst. Enthusiasmus und Leidenschaft gehören ebenfalls zu einer Aufgabe, die als sinnvoll erlebt wird. Sinn in einer selbstgewählten Aufgabe zu sehen bedeutet immer auch, als Mensch wahrgenommen und ernstgenommen zu werden. Die Ethik der Ehrfurcht vor dem Leben, wie sie als Kulturphilosophie von Albert Schweitzer formuliert wurde, nimmt das Ehrenamt in seiner Einzigartigkeit und Sinnstiftung in den Blick: „Die Ethik der Ehrfurcht vor dem Leben [...] verlangt, dass wir alle irgendwie und in irgendetwas für Menschen Mensch sind. Denen, die sich im Beruf nicht als Menschen an Menschen ausgeben können und sonst nichts haben, um es dahinzugeben, mutet sie zu, etwas von ihrer Zeit und Muße, auch wenn sie ihnen kärglich zugemessen sind, zu opfern. Schafft Euch ein Nebenamt, ein unscheinbares, womöglich ein geheimes Nebenamt. Tut die Augen auf und sucht, wo ein Mensch ein bisschen Zeit, ein bisschen Teilnahme, ein bisschen Gesellschaft, ein bisschen Fürsorge braucht.“[39]

38 Kluge (2011): Etymologisches Wörterbuch, 850.

39 Schweitzer (1990): Kultur und Ethik, 345–346.

5.2.1.3 Wunsch nach Veränderungen im Umgang mit Sterben und Tod

> *„Ich bin Krankenschwester und habe noch miterlebt, dass Sterbende in Abstellräume bzw. Badezimmer geschoben wurden. […] Und da kann ich mich wirklich noch gut dran erinnern und das fand ich schon ganz schrecklich. Und es gab eben auch keine Sterbebegleitung, ich kann mich nicht erinnern, dass da jemals jemand bei den Sterbenden gesessen hat. Und das hat mich schon immer sehr, sehr gestört. Und ich immer gedacht habe, wenn ich da mal so liege – ja – wie schrecklich“ (IP 12, Z. 5–20).*

Ein großer Teil der Ehrenamtlichen ist oder war als Krankenschwester oder Altenpflegerin tätig, wie auch die quantitative Erhebung zeigt. Einige unserer Gesprächspartnerinnen haben noch erlebt, dass Sterbende auf ihrem letzten Lebensweg in Badezimmer abgeschoben wurden. Die Verbreitung und Implementierung von Hospiz- und Palliativversorgung in Akutkrankenhäusern hat in vielen kleinen Schritten seit Ende der 90er-Jahre/Anfang 2000 Veränderungen und deutliche Verbesserung bewirkt. Das Sterben in Badezimmern gehört heute glücklicherweise der Vergangenheit an. Dennoch sei daran erinnert, dass Sterben zu einem hohen Anteil immer noch aus dem häuslichen und familiären Rahmen in gesellschaftlich geschaffene Versorgungseinrichtungen verlagert wird. Sterben und Tod fanden und finden am häufigsten im System Krankenhaus hinter den Kulissen der eigenen Lebenswelt statt.[40] Die soziale Verdrängung ist die Folge einer umfassenden Zivilisation. Sterbende Menschen entsprechen nicht mehr der Norm der gesunden, leistungsfähigen, dynamischen und produktiven Gesellschaft. Der Tod ist für viele Menschen nicht mehr die Vollendung, sondern Abbruch und Vernichtung des Lebens. Dies ist auch damit zu erklären, dass persönliche Erfahrungen mit dem Tod von Bezugspersonen selten geworden sind. Zugleich sind Anblick, Gerüche und Gefühle von Sterbenden für Menschen, für die das Leiden das größere Tabu als das Sterben selbst ist, oft nur schwer zu ertragen. Daraus resultieren Identifikations- und Solidaritätsverluste der Lebenden mit den Sterbenden, weil der Anblick und die Versorgung von Sterbenden und

40 Vgl. Elias (1982): Über die Einsamkeit der Sterbenden; Nassehi/Weber (1989): Tod, Moder-nität und Gesellschaft; Aries (1987): Geschichte des Todes.

Toten nicht mehr Teil der eigenen Lebenswelt ist. Die Menschheit erlebt sich nicht mehr als eine Gemeinschaft von Sterblichen. Im Konzept der Lebenswelt, wie es von Habermas beschrieben wird, verknappt neben der Ressource Sinn auch die Ressource der gesellschaftlichen Solidarität.[41] Sterbende und Tote stellen vorherrschende Überlebensstrategien und Zukunftskonzepte einer ökonomisch zentrierten Leistungsgesellschaft in Frage. Die Verdrängung des Objektes „Tod" ist zur Systemerhaltung erforderlich. Sie kann aber nur dann ihre volle Wirkung entfalten, wenn auch die den Tod verkörpernden Subjekte – Sterbende und Tote – isoliert werden und somit der alltäglichen Erfahrungswirklichkeit nicht zugänglich sind.[42] Auch gegenwärtig treffen Hospizmitarbeiterinnen auf Mediziner und Pflegepersonal oder erleben in alltäglichen Begegnungen Mitmenschen, für die die Auseinandersetzung mit Endlichkeit und Vergänglichkeit eine Herausforderung und Zumutung im Denken und Handeln ist.

41 Vgl. Habermas (1981), 213.

42 Vgl. Elias (1982): Einsamkeit, 10.

5.2.1.4 Fazit

Menschen, die sich ehrenamtlich in der Hospizarbeit engagieren, haben bedeutsame Verluste in ihrer Biografie erlebt, die nicht dazu geführt haben, dass sie die Themen Leiden, Sterben, Tod und Trauer aus ihrem Lebensalltag verdrängen, sondern dazu, dass sie sich bewusst dieser Auseinandersetzung stellen. Fragen zur Endlichkeit gehen einher mit Fragen einer sinnvollen Lebensgestaltung. Wenn An- und Zugehörige oder Freunde sterben, ist die Sinndimension zutiefst betroffen. Sind es doch gerade die liebevollen und freundschaftlichen Beziehungen, die dem Leben Sinn verleihen. Menschen ringen angesichts von Verlusten und Abschieden um den Sinn des Lebens, der in der akuten Situation durchaus verborgen sein kann. Zugleich scheint ein Zugang für die Sinnzentrierung offen zu bleiben. Neben sehr persönlichen Beweggründen ist auch der Wunsch nach gesellschaftlicher Veränderung ein starkes Motiv für Bürgerinnen und Bürger. Sie wollen an einer zeitgemäßen Sterbe- und Trauerkultur mitwirken, um damit einen Beitrag zur Gestaltung des gesellschaftlichen Zusammenlebens zu leisten.

Übereinstimmung mit dem DHPV-Leitbild der Arbeitsgruppe Ehrenamt[43]

2. Unser bürgerschaftliches Grundverständnis (Auszug)

> *„Durch unsere Unterstützung und Begleitung wollen wir ein Stück Normalität und Lebensalltag in die Familien bringen, so dass sie auch in dieser Lebensphase teilhaben können am Leben in der Gesellschaft. Daraus entsteht eine Kultur des Sterbens und des Lebens, die es zu pflegen und weiter zu entwickeln gilt."*

---

43 Graf et al. (2011): Ehrenamt in der Hospizarbeit.

5.2.2 Inhalte des Vorbereitungskurses

Interviewfrage: Welche Inhalte Ihres Vorbereitungskurses sind Ihnen heute noch wichtig?

Im Rahmen der zweiten Frage wurde erörtert, welche Inhalte des Vorbereitungskurses heute noch bedeutsam und präsent sind und damit als hilfreich und sinnvoll für die ehrenamtliche Tätigkeit bezeichnet werden. Folgende Kategorien wurden als zusammenfassende Kernaussagen der Interviewpartnerinnen abgeleitet.

1. *Biografische Selbstreflexion*
2. *Vertiefung und Einübung von mitmenschlichen Haltungen*
3. *Vielseitige Wissensvermittlung zu: Hospizgeschichte und -konzept, Sterbeprozessen, Trauer, verbaler und nonverbaler Kommunikation, Religion, Ritualen, Krankheiten und Symptomen, Familiensystemen, rechtlichen Verfügungen*
4. *Gruppe hat hohe Bedeutung (Offenheit, Vertrauen, Nähe)*

5.2.2.1 Biografische Selbstreflexion

Beitrag von Heike Zimmermann, BA Soziale Arbeit

Die Begleitung von sterbenden Menschen ist eine begrenzte Zeit der Vertrautheit und des Eintritts in deren bestehendes System, das in starker Bewegung ist. Die Begleitung hat nicht nur Auswirkungen auf die sterbende, sondern auch auf die begleitende Person.

> *„Man lernt erst mal sich selber kennen. Man lernt sich und seine Empfindungen, seine Gefühle, seine Emotionen kennen. Das ist das, was in diesem Kurs vermittelt wird, und das fand ich richtig gut. [...] Durch Rollenspiele [...] werden ganz viele Gefühle aufgewühlt, da kommt alles auf den Tisch, was man auch manchmal nicht sehen möchte oder so. Da gibt es auch sehr viele Tränen in den Übungen" (IP 8, Z. 53–63).*

Für alle Beteiligten ist eine letzte Lebensphase mit vielfältigen Emotionen ver-bunden. Es kommt dabei immer wieder zu Situationen, die bei der begleitenden Person zu Irritation führen und immer wieder zum Nachdenken anregen. Dabei tauchen Fragen auf wie: Warum ist das so gelaufen? Was wäre gewesen, wenn ...? Habe ich das nicht schon einmal ähnlich erlebt? Um Antworten auf diese Fragen zu erhalten, kann der Prozess der Selbstreflexion zu Erkenntnissen und persönlicher Weiterentwicklung führen. Es gibt unterschiedliche Möglichkeiten, über die Selbst- und Lebensgestaltung einschließlich der existenziellen Fragen nachzudenken. Wie weit und wie tief das gelingt, wird und muss Geheimnis des Lebens bleiben. Als eine Möglichkeit werden in Hospizkursen auch Meditationen über das eigene Sterben durchgeführt. Der Lebenskunstphilosoph Wilhelm Schmid schreibt:

„Der Mensch ist ein Wesen, das darüber nachdenkt, was ein Mensch ist, kein anderes Wesen macht so etwas. Endgültige Resultate liegen nicht vor, aber provisorische Auffassungen sind möglich: Ein Mensch ist ein Körper mit all seiner Sinnlichkeit, eine Seele mit gefühlten Energien, ein Geist mit einigem Reichtum an Gedanken."[44]

---

44 Schmid (2013): Dem Leben Sinn geben, 7.

Ziel der Selbstreflexion ist es, Denkstrukturen und Handlungsmuster zu verändern, wenn sich herausgestellt hat, dass diese nicht zum gewünschten Erfolg geführt haben. Aufgrund der Erkenntnisse kann das zukünftige Vorgehen verändert werden.[45]

> *„Vorbereitungskurs ist wie ein Erste-Hilfe-Kurs, man muss ihn immer wieder mal machen. Der Kurs war sehr ergiebig und individuell. [...] Man arbeitet im Kurs erst mal für sich, man muss sich erst einmal selbst mit dem Thema auseinandersetzen. Wenn man selbst nicht klar hat, was Hospiz, Sterben und Tod beinhaltet, kann man eigentlich nicht gut begleiten, geht nicht" (IP 15, Z. 336–355).*

> *„Wir haben eine Sterbemeditation durchgeführt; es war ein Schritt, etwas zu erspüren; sich vorstellen, dass man jetzt wirklich Abschied nimmt; Abschied von lieben Menschen und von der Natur" (IP 05, Z. 308–327).*

Wie die Biografie das Handeln bestimmt

„Bei Begegnungen treffen zwei Identitäten aufeinander"[46], und somit begegnen sich auch zwei Lebensgeschichten. Selbstreflexion beinhaltet, auf einer höheren Stufe der Erkenntnis und Verarbeitung die eigene Biografie zu rekonstruieren. Dabei gilt, dass unsere Vergangenheit der Ursprung unseres aktuellen Verhaltens ist.[47] Erst wenn wir den Zusammenhang zwischen der eigenen Lebensgeschichte und unserer Gestaltung von Beziehungen und Interaktionen kennen, können wir Veränderungen unseres Handelns herbeiführen.

> *„Für mich war interessant, von der eigenen Biografie zu gucken. Überlegung, wie läuft mein Leben ab? [...] Man lernt auch die anderen Mitarbeiter kennen. [...] Die individuellen Freiräume werden geschützt. Manches geht halt schon unter die Haut. [...] Zu gucken, wie setze ich Grenzen? Öffne ich*

45 Vgl. Tisdale (1998): Selbstreflexion, 6 ff.
46 Bosch (2011): Respektvolle Begegnung, 191.
47 Vgl. a. a. O., 199.

mich, will ich das? [...] Biografiearbeit war hier sehr wichtig. [...] Warum man so ist, wie man ist" (IP 24, Z. 61–132).

Zu beachten ist, dass Biografien immer eingebettet in den Hintergrund gesellschaftlicher, kultureller und sozialer Bedingungen sind. Eine reflexive Bearbeitung kann zu wertvollen Erkenntnissen führen. Die Verknüpfung von einzelnen Fakten in der eigenen Lebensgeschichte führt zur Entstehung von Mustern, welche die heutige Weltsicht prägen, das Verhalten im Alltag ausmachen und das Handeln bestimmen. Um solche Muster zu erkennen, ist es wichtig, der eigenen Biografie gegenüber eine neutrale Haltung einzunehmen, um vorschnelle Antworten zu vermeiden und neue Lösungsmöglichkeiten zuzulassen. Zur Schaffung neuer Handlungsmöglichkeiten gehört es auch, Situationen der Wut, Enttäuschung, Vernachlässigung usw. in das neue Selbstkonzept zu integrieren.[48] Das Wissen um die eigene Geschichte mit den resultierenden Vorlieben, Abneigungen, blinden Flecken, Ängsten und Fähigkeiten hilft, sie auch in der Interaktion zu erkennen und bewerten zu können.[49] So besteht die Möglichkeit, eine einfühlsam-verstehende Haltung zu entwickeln; sich selbst und den Interaktionspartnern gegenüber.[50]

„Für mich ist es ganz wichtig, auch für mich selbst zu sorgen. Das heißt, mich auch immer abgrenzen zu können. Den anderen empathisch zu begleiten, aber auch immer zu gucken, wo habe ich meine Ressourcen, wo schöpfe ich Kraft? [...] Das ist in dem Kurs gut vermittelt worden" (IP 05, Z. 25–44).

„Was wir auch gelernt haben in dem Kurs – man vergisst das nur immer so schnell wieder –, ich muss mich auch um mich selber sorgen. Nur wenn es mir gut geht, kann ich die Arbeit auch vernünftig machen. Ich darf offen sagen: ich kann das jetzt nicht; dürfen auch während einer Begleitung sagen: ich kann das so nicht mehr leisten, [...] das ist auch ein Prozess" (IP 08, Z. 1238–1248).

---

48 Vgl. Gudjons et al. (2008): Auf meinen Spuren, 16 ff.

49 Vgl. Gudjons et al., a.a.O., 27.

50 Vgl. Gudjons et al., a.a.O., 20.

5.2.2.2 Vertiefung und Einüben von mitmenschlichen Haltungen

Ehrenamtliche spezifizieren die hospizliche Haltung, indem sie konkrete Haltungen als bedeutsam für eine qualifizierte Begleitung benennen. Die Abschlussfrage der quantitativen Erhebung lautete: „Welches sind nach Ihrer Einschätzung die drei wichtigsten Lebenshaltungen für die Tätigkeit als ehrenamtliche/r Hospizmitarbeiterin?“ Empathie wurde von 433 Personen als wichtigste Haltung benannt. Die Aussagen der Interviewpartnerinnen rekurrieren an vielen Stellen ebenfalls auf die Haltung der Empathie. An zweiter Stelle nennen 150 Befragte aktives Zuhören als wichtige Haltung. Diese Haltung, die genau genommen eine Methode ist, durch die Empathie ausgestrahlt und praktisch umgesetzt wird, wird auch in den Gesprächen übereinstimmend geäußert:

> *„Zuhören, verstehen, schweigen, diese Sachen, die man wirklich erlernen muss; wahrnehmen, in welcher Situation ich mich befinde, dann bin ich jetzt Zuhörerin und Wahrnehmerin; das ist heute noch wichtig, das muss man verinnerlichen; sich selbst zurücknehmen, nur den anderen im Blick haben“* (IP 11, Z. 13–29).

> *„Wir haben gelernt, nicht überzustülpen, sondern sich wirklich reinzufühlen in die Situation. Nicht zu kommen und zu sagen: ich hab jetzt die Lösung für dich; sondern tatsächlich einfühlen in die Situation, Empathie, wie man das nennt“* (IP 08, Z. 103–107).

> *„Da gehört ganz viel Einfühlungsvermögen dazu; dass man einfach authentisch ist; in Situationen nicht verzweifeln, sondern handeln mit Einfühlungsvermögen“* (IP 01, Z. 100–103).

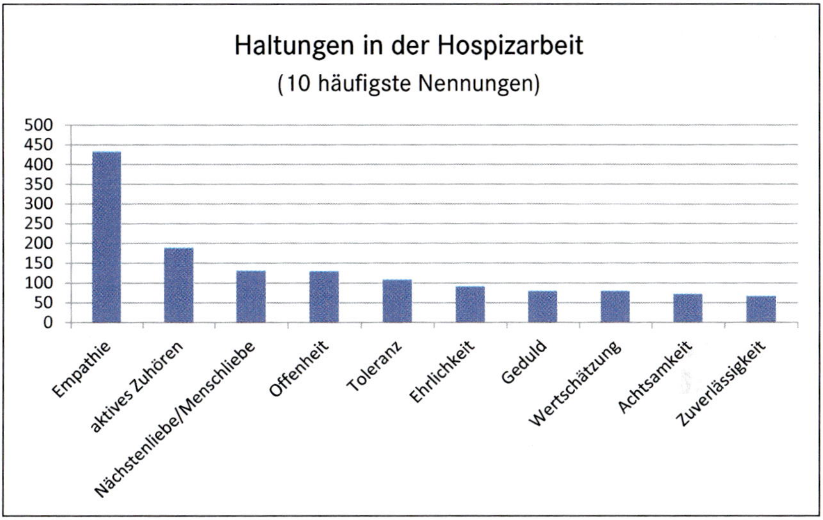

Empathie bedeutet, sich ganz auf einen anderen Menschen einzulassen. Es geht darum, sich in die gegenwärtige innere Erlebniswelt des anderen hineinzuversetzen und aus dem Kontext heraus zu verstehen, was den anderen im Innersten an Gefühlen und Gedanken bewegt. Carl Rogers, Begründer der personenzentrierten Gesprächsführung, spricht davon, eine Haltung dem anderen gegenüber einzunehmen, die dem eines „inneren Gefährten" entspricht. Eine innere Gefährtin gibt nicht die Richtung des Weges vor, sie leitet und lenkt nicht oder gibt gute Ratschläge. Die innere Gefährtin zeichnet nicht das aktive Handeln aus im Sinne eines: „Ich mach das schon für dich" oder „Ich weiß, was gut ist für dich". Die innere Gefährtin ist eher die Begleiterin, die sich selbst zurücknehmen kann, ohne dabei an Präsenz zu verlieren, die offen genug ist, auch den schweren Gefühlen des anderen zu begegnen, und die keine Angst davor hat, eine Ebene von Orientierungslosigkeit zu erreichen. Sie hält Unsicherheit, Ratlosigkeit, Hilflosigkeit, Angst und Ohnmacht aus, weil ihr Gegenüber diese unterschiedlichen Emotionen erlebt.[51]

51 Rogers (2012): Entwicklung der Persönlichkeit.

In den Aussagen der qualitativen Befragung wird deutlich, dass sich Haltungen erlernen und einüben lassen. Um Haltungen auszubilden, sind vertrauensvolle Begegnungen in geschützten Räumen notwendig, in denen Menschen sich öffnen können. Eine Haltung einzunehmen und auszustrahlen wird auch als Habitus bezeichnet. Haltungen zu haben bedeutet ein inneres Vermögen zu besitzen, von dem man aber wissen muss, dass man es kontinuierlich und aufmerksam weiterentwickeln und vertiefen muss. Im Habitus verbinden sich Qualität und Gewohnheit. Ein Habitus festigt und stabilisiert sich im Laufe des Lebens, wenn er genährt, gebildet und vertieft wird. Die Arbeit an Haltungen ist ein zentrales Grundelement, wenn Teilnehmende sich mit ihrer Lebensgeschichte, mit Abschied, Tod und Trauer auseinandersetzen. Durch Haltungen, die das Handeln formen, wird der eigene Lebensstil auch für andere sichtbar und spürbar. Haltungen sind Teil des Charakters, also Teil der Persönlichkeit, die durch vielfältigste Lebenserfahrungen geprägt und geformt sind.

Nach Empathie und aktivem Zuhören wird als dritte Grundhaltung der ehrenamtlichen Tätigkeit die Nächsten- bzw. Menschenliebe (141 Nennungen) benannt. Diese drei Haltungen zeigen auch, welches Menschenbild Ehrenamtliche vertreten. Ehrenamtliche begegnen Sterbenden in einer liebevollen und einfühlsamen Zuwendung und vermitteln damit, dass Menschen am Lebensende Teil der mitmenschlichen Gemeinschaft sind. Neben der partnerschaftlichen und freundschaftlichen Liebe brauchen Menschen das Gefühl dazuzugehören. Dies stellt eine existenzielle Notwendigkeit für menschliches Sein, auch am Ende des Lebens, dar und ist Teil des menschlichen Wesens. Indem Ehrenamtliche dem anderen zum Gegenüber werden, zeigen sie in dialogischer Haltung, dass es der Würde des Menschen entspricht, ein Bejahter zu sein und den anderen zu bejahen. Die Haltung der Nächsten- bzw. Menschenliebe wird durch tätiges Ehrenamt erfahrbar. Der Mensch verfügt über die Fähigkeit, Liebe zu geben und zu empfangen. Aristoteles definiert Liebe zum Mitmenschen als allgemeine Menschenliebe und zählt sie zu den höchsten Gütern im Leben.[52] Humanität und Anerkennung von Menschenrechten zeigt sich in tätiger Menschenliebe als solidarische Verbundenheit zum sterbenden und trauernden Mitmenschen.

52 Aristoteles (1999): Nikomachische Ethik.

„Sich mit Menschen auseinanderzusetzen. Die Menschen so zu nehmen, wie sie sind. Das erst mal zu akzeptieren und immer wieder gut für sich zu gucken. Wo sind meine Ressourcen und wo sind meine Stärken und wie kann ich ja empathisch sein. Menschen gegenüber, die ich begleite, nicht ändern wollen“ (IP 05, Z. 374–379).

„Kurs nach dem Celler Modell [...]. Am allerwichtigsten finde ich Wahrnehmen [...] dass man ganz genau guckt und selber nicht so viel redet, fand ich also für mich auch unheimlich anrührend. Ich rede viel und gerne und da muss man sich wirklich zurücknehmen und einfach mal nichts sagen und nur zuhören und wirklich aufnehmen. [...] Das finde ich am eindrucksvollsten, dieses Wahrnehmen“ (IP 17, Z. 79–87).

5.2.2.3 Vielfältige Wissensvermittlung

Die Antworten zum vermittelten Fachwissen zeigen hohe Übereinstimmungen mit den Ergebnissen der quantitativen Befragung sowie den Qualitätsanforderungen der BAG Hospiz von 2005.[53] Aufgrund der Differenzierungen in quantitativen Befragungen wird hier nicht näher auf spezifische Inhalte und Methoden eingegangen. Dazu bieten die umfangreichen und weitverbreiteten Curricula des „Celler Modells“[54] und das Handbuch von Monika Müller „Ehrenamtliche Sterbebegleitung[55] differenziertes Hintergrundwissen sowie vielfältige Übungen und Anregungen anhand einer systematischen Modulstruktur. Exemplarisch sollen einige Zitate die Erfahrungen der Ehrenamtlichen aus den Hospizkursen in Niedersachsen verdeutlichen:

> *„Ich hab mich ziemlich gut vorbereitet gefühlt, was die Sterbebegleitung angeht. Einfach nochmal professioneller zu wissen, was kann ich in welchen Situationen machen, wie kann ich überhaupt unterstützen, wenn jemand auch im Sterben liegt. Was kann ich noch für ihn tun, wenn er sich gar nicht mehr äußern kann, und wie kann ich den Angehörigen auch helfen, was natürlich sehr, sehr individuell ist, das kann man ja nie nach einem Programm lernen“* (IP 01, Z. 95–99).

> *„Theoretische Grundlagen zur Entstehung der Hospizbewegung […]. Dem anderen zutrauen, was er selber kann. Es geht darum, Sterben nicht zu verlängern, sondern Leben bis zum Schluss. […] Sterben in anderen Kulturen war ein großer Baustein. […] Wir haben ganz viel gemacht zur Selbsterfahrung, […] viele Übungen zur eigenen Befindlichkeit, achtsam*

53 Blümke et al. (2005): Qualitätsanforderung, 9–13: „Die Teilnehmerinnen und Teilnehmer einer Qualifizierung zum hospizlichen Ehrenamt sollen sich in der Selbstwahrnehmung üben und erleben und die eigene Wirkung auf die anderen Gruppenmitglieder reflektieren, sie sollen lernen, ihr jeweiliges Gegenüber sorgsam wahrzunehmen und die gebotene Nähe und Distanz zu finden (‚distanzierte Nähe‘), sie sollen Handwerkszeug kennen lernen, das hilft sensibel zu werden, auf die eigene Person, die Person des Gegenübers und die besonderen Bedürfnisse des Sterbenden und der ihm Nahestehenden zu achten und das eigene Handeln strukturiert zu hinterfragen, sie sollen eigene Fähigkeiten entdecken, anerkennen und weiter entwickeln, sie sollen lernen Grenzen in Hinsicht auf die eigene Person und Rolle wahrzunehmen und anzunehmen.“

54 Schölper (2004): Sterbende begleiten lernen.

55 Müller/Heinemann (2014): Ehrenamtliche Sterbebegleitung.

mit sich sein, Ruhe und Gelassenheit neu gelernt. […] Rechtliche Dinge waren auch Inhalt, Patientenverfügung, Vorsorgevollmacht. […] Guter Wechsel zwischen Theorie und Praxis. […] Wohlfühlatmosphäre in der Gruppe" (IP 16, Z. 61–91).

„Habe Begleitungskurs über ein Jahr gemacht, der ging über ein ganzes Jahr, vierzehntäglich war das und dann verschiedene Wochenenden […]. Inhalte waren: Gesprächsführung natürlich, […] sich selbst zurücknehmen in der Begleitung Sterbender – man wurde auf Zusammensein mit sterbenden Menschen unterrichtet. […] Religion war auch wichtig […] Beerdigungen […] Erkrankungen – zu 90 % Krebs. […] Umgang mit jungen Menschen war auch ein Thema. Ja, und die Sterbephasen von Kübler-Ross" (IP 21, Z. 24–60).

„Selbst- und Fremdwahrnehmung – wie nimmt man sich selbst und den anderen wahr. […] Kommunikation ist auch wichtig. […] Grenzen setzen. Hoffnung und Trauer, Trauer vor dem Tod und Trauermodelle, Sterbephasen. Umgang mit Angehörigen; Trauer in anderen Kulturen; Selbstfürsorge und Achtsamkeit […] das ist sehr vielfältig" (IP 24, Z. 736–771).

5.2.2.4 Gruppe hat hohe Bedeutung im Kursgeschehen

Die Gruppe wird von Ehrenamtlichen in ihrer Bedeutung besonders hervorgehoben. Es ist immer wieder erstaunlich wahrzunehmen, wie schnell sich Teilnehmerinnen und Teilnehmer in einem Hospizkurs zu einer echten Gruppe zusammenschließen und sich untereinander verbunden fühlen. Selbstverständlich gibt es, wie in jeder Gruppe, Spannungen und Konflikte, für die die Gruppenleitung eine gute Sensibilität haben muss. Aber es ist ein besonderes Phänomen in der Hospizarbeit, dass Menschen, die sich bis zum Beginn eines Hospizkurses nicht kannten, sehr schnell Vertrauen zueinander finden und eine hohe Bereitschaft mitbringen, sich selbst und existenzielle Lebensfragen zu reflektieren. Die Gruppe ist das Forum, in dem Menschen sich öffnen, ihre Lebenserfahrungen und Leiden zeigen und miteinander im Dialog, in Rollenspielen, in einer geschützten Atmosphäre von- und miteinander lernen.

> *„Das war ja ein ganzes Jahr, diese Ausbildung. Die hat großen Spaß gemacht, man ist sich innerhalb der Gruppe sehr nahegekommen, weil jeder bereit war, ganz viel von sich zu geben. […] das geht aber auch an die Substanz […] da kommt man an Punkte, wo die Tränen laufen. […] Wenn wir aus diesem Ausbildungsteil rausgingen, ist niemals jemand mit offenen Wunden nach Hause gegangen. Niemals, es war immer eine gute Rückführung, ein gutes Auffangen“ (IP 10, Z. 171–179).*

> *Im Vorbereitungskurs war es für mich wichtig, unterschiedliche Menschen kennenzulernen, die mit mir den Kurs gemacht haben, und aus deren Erfahrung zu lernen“ (IP 12, Z. 174–176).*

5.2.2.5 Fazit

Hospizkurse sind ganzheitliche Bildungsprozesse, in denen Wissensvermittlung, praktische Übungen und Selbsterfahrungseinheiten eng verknüpft sind. Die Kurse bieten den Teilnehmenden interdisziplinäre Zugänge zum Themenkomplex „Leben – Sterben – Tod – Trauer“. Die Ausbildung und Vertiefung von mitmenschlichen Haltungen erweist sich als tragfähig und hilfreich in der Praxis. Die Teilnehmerinnen lernen sich und den anderen durch den Kurs bewusster wahrzunehmen. Auseinandersetzungen mit Sinn- und Wertfragen des Lebens bieten wertvolle Orientierung, um Einstellungen zu reflektieren. Ein Hospizvorbereitungskurs ist somit immer auch ein Ort der ethischen Bildung für den Einzelnen und die Gruppe. Es ist eine Bildungsarbeit, die in der praktischen Sterbebegleitung als wertvolles Handeln für die Gesellschaft umgesetzt wird.

Übereinstimmung mit dem DHPV-Leitbild der Arbeitsgruppe Ehrenamt

9. Hospiz als Ort des Lernens für das Leben

> *„Die hospizliche Haltung ist geprägt von der:*
>
> *- **Anerkennung**; wir verzichten auf Ratschläge. Wir üben weder Zwang noch Druck gegenüber Betroffenen aus. Wir haben die Geduld, spirituelle und psychische Entwicklungen wahrzunehmen, zu fördern und zu beachten.*
>
> *- **Achtung der Würde des Menschen**; wir bewerten seine Lebensqualität nicht von außen, sondern akzeptieren die Art seines Lebens und Sterbens.*
>
> *- **Kultur des Helfens**; die Kultur des Helfens wird getragen von der Fähigkeit, sich zurückzunehmen und auszuhalten. Unsere Zuwendung orientiert sich nicht an von uns gesetzten Zielen. Dies bedeutet aber auch, eigene Ängste und Unzulänglichkeiten wahrzunehmen und den Sterbenden die Teilnahme am Leben und an den kleinen und großen Freuden seines Lebens zu ermöglichen.“*

5.2.3 Schwierige Situationen in Begleitungen

Interviewfrage: Welche Situationen haben Sie als schwierig erlebt?

In der dritten Frage nennen Ehrenamtliche die Schwierigkeiten, die sie in Begleitungssituationen erlebt haben. Die Konkretisierungen und Fokussierungen geben Anhaltspunkte, auf welche typischen Leiden, Probleme und Konflikte am Lebensende in Vorbereitungskursen eingegangen werden sollte und zu welchen Bereichen eine vertiefte Auseinandersetzung notwendig erscheint. Aus den Antworten auf diese Frage wurden folgende Kategorien als zusammenfassende Kernaussagen der Interviewpartnerinnen abgeleitet.

1. *Vielfältige Symptome und Leiden aushalten*
   (Angst, Atemnot, Unruhe, Festhalten, Schmerzen)
2. *Schweigen, Stille und Passivität*
3. *Spannungsfelder und Verdrängungsprozesse im Familiensystem*
4. *Begleitung von Kindern/Jugendlichen und Trauer von Eltern*

5.2.3.1 Vielfältige Symptome und Leiden aushalten

In den Berichten Ehrenamtlicher über schwierige Situationen wird das Phänomen des umfassenden Leidens oder Schmerzes (total pain nach Cicely Saunders) erkennbar. Es geht um die verschiedenen Dimensionen von Schmerz, die nicht isoliert nebeneinander stehen, sondern sich gegenseitig verstärken oder auch mildern können. Cicely Saunders hat Schmerz in körperlicher, seelischer, sozialer und spiritueller Dimension wahrgenommen. An dieser Stelle soll nicht auf die verschiedenen Formen und Wechselwirkungen von Ängsten, Atemnot, Unruhe und Festhalten eingegangen werden. Aber es ist erkennbar, dass der vieldimensionale Schmerz eine intensive und energiefordernde Aufgabe für Ehrenamtlichen bedeutet.

> *„Sie müssen aushalten, wenn geschwiegen wird. [...] Sie müssen aushalten, wenn jemand Atemnot hat. Sie müssen aushalten, wenn jemand röchelt. Sie müssen aushalten, wenn jemand ganz unruhig ist. Wenn dann die Angehörigen noch da sind, müssen Sie auch die Angehörigen beruhigen" (IP 7, Z. 863–878).*

Einen wichtigen Zusammenhang von Angst und Atemnot stellt der Palliativmediziner Gian Domenico Borasio her: „Das Atmen ist der einzige lebenswichtige Vorgang unseres Körpers, der sowohl willkürlich gesteuert als auch unwillkürlich programmierbar ablaufen kann. Es steht somit an der Schnittstelle zwischen unbewusst und bewusst ablaufenden Körperfunktionen. Zudem wird dem Atem seit Urzeiten eine Verbindung zu metaphysischen Aspekten unserer Existenz wie dem Begriff des Geistes zugesprochen (das lateinische Wort ‚spiritus' bedeutet sowohl ‚Geist' als auch ‚Atem'). Es ist vor diesem Hintergrund vielleicht nicht verwunderlich, dass die Atemnot das Symptom ist, das die schwersten existentiellen Ängste auslöst."[56]

---

56 Borasio (2014): Über das Sterben, 71; „Das wirksamste Medikament gegen Atemnot ist das Morphin. Der Mythos der Gefährlichkeit von Morphin bei Atemnot hält sich, wie einige Mythen in der Medizin, hartnäckig, obwohl er längst widerlegt ist. Dementsprechend wird auch heute noch der Einsatz von Morphin bei Patienten mit Atemproblemen aufgrund der atemdämpfenden Wirkung von Morphin in den meisten medizinischen Lehrbüchern fälschlicherweise abgelehnt." (Borasio, a. a. O, 72).

> *„Habe eine Nachtwache von 22.00–06.00 Uhr gemacht und der Gast hatte die ganze Zeit eine ganz schwere Rasselatmung, die ganze Zeit. Ich habe versucht, mit ihr zu sprechen, aber sie hat nicht mehr reagiert. Sie hat nur dagelegen und geröchelt. Rasselatmung, weiß jeder was das ist, wie schwer das ist, dass das auch auszuhalten, darum habe ich auch Verständnis für die Angehörigen, dass die das nicht mehr konnten. Und dann bekam sie zwischendurch von der Nachtschwester auch mal ein Linderungsmittel, dann hat sich der Körper so bisschen beruhigt wieder“ (IP 20, Z. 120–128).*

Eindrücklich zum Thema Angst sind die Erkenntnisse der schweizerischen Psychotherapeutin und Theologin Monika Renz. Sie hat in ihrer Studie „Todesnähe als Wandlung und letzte Reifung“ Gespräche und Begegnungen mit 600 Sterbenden ausgewertet. Nur 11 % der Personen äußerten im Voraus Angst vor dem Tod, aber während des Sterbeprozesses konnten bei mindestens 42 % verschiedene Angstformen wahrgenommen werden.“[57] Renz zeigt, dass „eindrücklich reife Menschen aufgrund früher durchlebter Reifungsprozesse einfach bereit sind zu sterben oder – wenn es sein soll – auch nochmals zu leben“.[58] Hierbei handelt es sich allerdings um eine sehr kleine Gruppe von ca. 12 %. Laut der Studie von Renz zeigt ein deutlich höherer Anteil der Patienten (30 %) dagegen sogenannte „Todeskämpfe, verbal bekundet, symbolisch oder ersichtlich in extremer Unruhe“.[59]

> *„Er wollte dem Sterben davonlaufen, er war so unruhig, er wollte immer auf-stehen. Hat es immer wieder versucht und einmal habe ich ihn gelassen und gemerkt, es ging absolut nicht mehr. [...] Also, wir haben stundenlang fast gekämpft, dass er immer wieder hoch wollte [...] Nach Stunden wurde er ruhiger, wir haben zusammen gebetet, er wollte das. [...] Nach ein paar Stunden ist er dann relativ ruhig eingeschlafen [...] aber dieser Kampf hat mich aufgerührt“ (IP 09, Z. 49–66).*

57 Renz (2008): Todesnähe als letzte Wandlung, 202; Verlauf des Sterbeprozesses nach Renz: 1. Frage nach Einwilligung in die Krankheit, 2. Angst und Todeskämpfe, 3. Durchgang – Übergang – letzte Reifung, 4. Versöhnung und Integration, 5. Spirituelle Öffnung, 201–204.

58 Renz, Todesnähe als letzte Wandlung, 201.

59 Renz, Todesnähe als letzte Wandlung, 202.

5.2.3.2 Schweigen, Stille und Passivität

Der Mensch ist angelegt auf die Sprache des Wortes, und als Wesen des *logos* zeichnet es ihn aus, dass er des sinnvollen und vernünftigen Gebrauchs der Sprache mächtig ist. Zugleich gibt es eine Sprache des Schweigens.[60] Schon der Begriff der Kommunikation macht dies deutlich. Durch Kommunikation sind wir in der Menschengemeinschaft (lat. communio) verbunden und erleben uns als Teil dieser. Diese Verbundenheit kann verbal und nonverbal geschehen und vermittelt werden. Zugleich ist das Schweigen im Alltag nicht sehr vertraut, um eine mitmenschliche Verbundenheit zu erzeugen. Ehrenamtliche erleben Situationen des Schweigens, die für sie eine besondere Herausforderung des Aushaltens darstellen:

> *„Bei meiner ersten Begleitung – Schwierigkeiten, sich reinzufinden. Das war eine ältere Frau, die hatte ALS. [...] Nur so daneben zu sitzen, das war schon schwierig. Ja, das war ein Lernfeld, aushalten, nichts tun zu können, einfach nur da zu sein“ (IP 16, Z. 221–236).*

> *„Schwierig ist auch, wenn jemand nicht mehr sprechen kann und wenig über ihn bekannt ist“ (IP 17, Z. 317).*

> *„Wir haben zu tun mit Situationen, wenn einer nicht redet; das muss man aushalten; wenn man immer denkt, man muss was machen in dieser Gesellschaft; man soll immer aktiv sein, sagen, reden; versuche da emotional gelassener zu sein“ (IP 24, Z. 342–353).*

Es zeigt sich, dass es ein Lernfeld ist, zu schweigen auszuhalten und zuzulassen. Die Dialektik von Wort und Schweigen gehört zum Menschsein und ist zugleich eine Herausforderung. Ehrenamtliche spüren dies hautnah und erleben sich in einem Spannungsfeld zwischen Aktivität und Passivität. Der Alltag ist häufig von aktivem Handeln und betriebsamer Geschäftigkeit beherrscht. Darin sind Menschen geübt und fühlen sich sicher. In der Begleitung wird die andere Seite des

---

60 Vgl. dazu ausführlich: Weischedel (1967): Sprache des Schweigens, 116–131.

Menschseins und des Lebens sichtbar, in der Menschen Unsicherheit und Unwohlsein erleben. Schweigen, Stille und Passivität sind in der Postmoderne nicht mehr vertraut und ausreichend eingeübt, um Sicherheit zu vermitteln. Ehrenamtliche formulieren hier sehr deutlich die Tragik unseres Zeitgeistes. Zugleich ist wahrzunehmen, dass viele Menschen eine tiefe Sehnsucht nach Ruhe und Stille in sich wahrnehmen. In der Dialektik von Wort und Schweigen ist auch die Polarität von Festhalten und Gelassenheit zu erfahren. Eine Haltung der Gelassenheit einzunehmen zeigt sich für Ehrenamtliche als guter Weg, um sich auf Schweigen einlassen zu können. Schweigen ist nicht inhaltsleer, sondern es ist der Raum, aus dem die inhaltsreiche Sprache emporsteigt, wie Kierkegaard formuliert: „Allein der, welcher wesentlich schweigen kann, vermag wesentlich zu reden."[61] Das Schweigen ist also mehr als ein Nicht-Reden oder Sprachlosigkeit, es hat seinen eigenen Modus und seinen eigenen Sinn. Wenn das Wort nicht mehr an das Schweigen gebunden ist, wird es leer. Das Reden ist dann die aktive Seite, die das Schweigen wieder lebendig werden lässt, indem es das Denken ohne Worte durch die Sprache für die Mitwelt erfahrbar macht.

61 Kierkegaard zit. n. Weischedel, a. a. O., 120.

5.2.3.3 Spannungsfelder und Verdrängungsprozesse in Familiensystemen

Beitrag von Frau Gesine Guse, BA Heilpädagogik

Sterbebegleitung findet immer im Familienkontext statt, auch wenn keine Angehörigen mehr leben oder vor Ort sind. Die familiären Geschichten und Beziehungen sind in der Begleitung stets präsent. Beziehungs- und Bewältigungsmuster von Familien können starke Kräfte entwickeln, die zu Verwicklungen von ehrenamtlichen Sterbebegleiterinnen in Verhaltensmuster der Familie führen. Es kann auch passieren, dass sich Begleiterinnen als Spielfiguren im familiären Beziehungsgeflecht fühlen:[62]

> *„Meine Grenzen sind [...] innerhalb der Familie, dass man versucht, mich auszusaugen. Das passiert ja auch mal. Und also da muss ich sehr auf mich achten. Das lass ich dann auch nicht zu. Oder man wird zum Spielball der Familie. [...] Wenn da Diskrepanzen sind und der eine versucht, mich auf deren Seite zu kriegen, der andere auch. [...] Und dann muss man wirklich sehr aufpassen, sonst steckt man mittendrin" (IP 21, Z. 302–308).*

Manchmal müssen Sterbebegleiterinnen traurig, aber realistisch feststellen, dass ihre Bemühungen an Grenzen stoßen. In solchen Situationen besteht die Aufgabe der Ehrenamtlichen vor allem darin auszuhalten, was sie an Streit, Schuld, Versagen oder Beziehungslosigkeit wahrnehmen und doch nicht ändern können. Oft bleibt nur die Möglichkeit, gut für sich selbst zu sorgen und bewusst innerlich aus der quälenden Situation herauszutreten.[63]

Mit ihren oft belastenden Situationen steht die Hospizarbeit im Spannungsfeld von Nähe und Distanz, von Zuwendung und Zurückhaltung, von Anteilnahme und Selbstschutz. Das ist ein Balanceakt, den Sterbe- und Trauerbegleitende in der Regel erst lernen müssen.[64]

---

62 Schneider (2001): Ehrenamtliche Hospizarbeit konkret, 78.

63 Schneider (2001): a. a. O., 80.

64 Strätling/Strätling-Tölle (2001): Kursbuch Hospiz, 13.

Mit den Angehörigen sind alle verwandten, vertrauten, nahestehenden und freundschaftlichen Beziehungen eines Menschen beschrieben. Sie durchleben ebenso einen Prozess des Loslassens und des Abschiednehmens.[65] Eine besondere Schwierigkeit ergibt sich dadurch, dass die Phasen im Sterbeprozess von den Betroffenen und ihren Angehörigen nicht zeitgleich erlebt werden. Häufig sind die Sterbenden in ihrem Erleben schon fortgeschritten und die Bezugspersonen reagieren auf deren Verhalten.

Angehörige werden vor allem durch vier Gruppen von Ängsten geplagt, die denen der Sterbenden sehr ähnlich sind: die Angst vor der Ungewissheit, die Angst vor dem Leiden, die Angst vor Verlusten und die Angst vor dem Versagen.[66]

Wenn Menschen in existenzielle oder bedrohliche Krisen geraten, verstärken sich oft persönliche und familiäre Muster. Familienmitglieder wählen manchmal vermeintlich merkwürdige Bewältigungsstrategien für ihr Leben, aber es ist der für sie zu diesem Zeitpunkt bestmögliche Weg. Gerade in einer derartigen Belastungssituation fühlen sich viele Menschen hilflos und nicht in der Lage, Neues zuzulassen. Sie müssen gerade dann auf bewährte, sichere Formen des Umgangs zurückgreifen, auch wenn diese Schmerz und Verletzung zufügen.[67]

> *„Wir stoßen auch auf Ablehnung, wenn der Sterbende den Hospizverein im Haus haben will und die Kinder nicht. Dann ist Konkurrenzdenken da. ‚Habe nur einen Wunsch: halten Sie mir die Kinder vom Leib. Ich will meine Ruhe, ich will nichts essen, ich will sterben.'" (IP 21, Z. 530–545).*

Durch die Konfrontation mit Sterben, Tod und Trauer werden innerhalb des Familiensystems starke Emotionen ausgelöst. Auch intensive ambivalente Gefühle haben ihre Berechtigung, ob es sich nun um Enttäuschung und Niedergeschlagenheit, um Ärger und Wut, um Auflehnen und Hadern, um Trauer und Abschied oder auch um Wiedersehen und Versöhnung handelt. Dieses soll an einem Beispiel verdeutlicht werden, in dem Angst und Verdrängung eine wichtige Rolle spielen:

---

65 Kränzle et al. (2010): Palliative Care, 9.

66 Student (1989): Hospiz-Buch, 89.

67 Schneider (2001): a.a.O., 81.

Eine Ehrenamtliche hatte wahrgenommen, dass eine Frau im Altenheim nicht sterben konnte, ohne von ihrem Mann Abschied zu nehmen. So fuhr die ehrenamtliche Sterbebegleiterin zum Ehemann der Sterbenden nach Hause. Der Mann gestand ihr seine große Angst: „Wir sind mehr als fünfzig Jahre zusammen. Meine Frau war sehr oft krank und ich habe das nie sehen können." Dann sagte er: „Aber ich wusste es, wenn da eines Tages jemand vor meiner Tür steht, dann ist es soweit und jetzt ist es soweit." Schließlich ist der Mann mit der Ehrenamtlichen ins Altenheim zu seiner Frau gefahren und erzählte später:

> *„Als ich da reinkam, hat sie ganz schnell geatmet, die ganze Zeit, ganz schnell und unruhig geatmet. Es war furchtbar. Und dann habe ich ihre Hand genommen und da wurde sie ruhiger"*

Unmittelbar danach ist seine Frau verstorben (vgl. IP 21, Z. 611-627).

An diesem Beispiel wird deutlich, dass der Mann den herannahenden Tod seiner Ehefrau nicht länger verdrängen konnte. Er musste sich auf die veränderte Situation und die damit verbundenen Herausforderungen einstellen. Elisabeth Kübler-Ross sagte einmal: „Die Sterbenden sind eigentlich das geringste Problem. Das größere Problem sind die Angehörigen, denn die müssen mit den Erfahrungen des Lebens *und* des Sterbens weiterleben."[68] Der leidvolle Prozess der Trennung enger Bindungen durch den Tod kann oft nur gemeinsam von Betroffenen und Helfern in fürsorglicher Gemeinschaft bewältigt werden. Die Bedürfnisse und Wünsche der sterbenden Menschen und ihrer Angehörigen sind dabei eng verwoben. Geht es den Angehörigen schlecht, leidet auch die Sterbende. Fühlt sich die Sterbende gequält, verzweifeln die Angehörigen - häufig jeder für sich allein. Der systemische Blick der Ehrenamtlichen hat den Bewältigungsprozess des Ehepaares beispielhaft unterstützt.

Abschließend resümierte sie: *„Ja, das macht das Interessante aus an der ganzen Arbeit. Jeder verstirbt anders, jeder Mensch, jede Familie ist anders" (IP 21, Z. 309–310).*

68 Student (1989): a. a. O., 98.

5.2.3.4 Begleitung von Kindern/Jugendlichen und Trauerbegleitung von Eltern

Beitrag von Jana Reinsdorf, BA Heilpädagogik[69]

Für Hospizmitarbeiterinnen stellen Begleitungen von Kindern und Jugendlichen sowie der Umgang mit elterlicher Trauer besondere Herausforderungen dar. Wie schon die quantitativen Ergebnisse zeigen, wird die Thematik in regulären Hospizkursen wenig angesprochen. Dies erscheint durchaus angemessen, da Kinder und Jugendliche nicht die primären Zielgruppen in regulären Begleitungen sind. In Niedersachsen bieten einzelne Hospizvereine (Oldenburg, Osnabrück) sowie das stationäre Kinderhospizarbeit in Syke spezielle Vorbereitungen und Supervisionen für Ehrenamtliche an.

> *„Es kann ja auch nochmal ganz schwierig werden, wenn man Kinder begleitet oder [...] auch Eltern sieht, die entweder die Eltern oder das Kind verlieren, die unglaublich verzweifelt sind. Das hat man in der Theorie nur gelernt und sich überlegt, wie man dann mit der Situation umgehen kann, wie man dann noch trösten kann oder wie man einfach nur da sein kann. Das wird sich natürlich zeigen in solchen Extremsituationen" (IP 01, Z. 193–197).*

Familien mit progredient erkrankten Kindern und Jugendlichen versuchen zunächst selbst, ihre Situation durch eigene Ressourcen zu bewältigen. Stoßen Familien allerdings an ihre Grenzen und sind eigene Ressourcen erschöpft, liegt es nahe, Unterstützung einzufordern. Dingerkus beschreibt „Das direkte Vorher" und zeigt, dass bei Begleitpersonen oft viele Ängste mitschwingen, bevor sie in die Familien gehen. Wichtig ist dann, die Ansprüche an sich selbst nicht zu hoch zu stecken.[70] Vonseiten der Koordinatoren ist es wichtig, sowohl die betroffene Familie als auch die zukünftige Begleitung für eigene Gefühle und Bedürfnisse zu sensibilisieren. Dies sollte gut verbalisiert werden.

---

69 Jana Reinsdorf hat im Sommersemester 2014 eine sehr lesenswerte und ambitionierte BA-Thesis zum Thema „Trauerbegleitung bei Familien mit progredient erkrankten Kindern und Jugendlichen" verfasst. Die folgenden Ausführungen sind dieser Arbeit entnommen.

70 Dingerkus (2006): Ressourcen entdecken, 92.

„Im Hospizhaus haben wir auch jüngere Leute, der jüngste war, er feierte seinen 22. Geburtstag noch. Das ist natürlich bei so jungen Menschen für uns alle sehr, sehr schmerzhaft, für alle, für Hauptamtliche und Ehrenamtliche. Jeder hat auch Kinder und denkt: ‚Oh Gott, das könnte auch dein Kind sein.' Das ist besonders schmerzlich, wenn so ganz junge Leute da sind, aber das macht vor niemandem Halt, leider" (IP 20, Z. 410–416).

Es folgt der Eintritt ins Familiensystem („Über die Türschwelle treten"). Dieser Schritt erfolgt schnell, und dennoch ist er für beide Seiten eine Überwindung. Und zwar aus dem Grund, da besonders in den ersten Kontakten, welche sich sehr vorsichtig und anstrengend gestalten können, ein sogenanntes Annähern stattfindet. Von beiden Seiten muss Vertrauen entwickelt werden, so dass die Familie und der Begleiter/die Begleiterin einschätzen muss, ob der Weg weiter zusammen beschritten werden kann. Eine gute Vorbereitung und gleichfalls eine Begleitung für die Begleiter und Begleiterinnen in Form von Supervisionen oder Ähnlichem können bei Irritationen und Diskrepanzen mit der zu begleitenden Familie hilfreich sein.

Während der Begleitung können weitere Verunsicherungen auftreten, weil der Begleiter oder die Begleiterin eventuell daran zweifelt, allen Familienmitgliedern gerecht werden zu können. Dabei sollte immer wieder reflektiert werden, ob die Begleitperson den gestellten Anforderungen gerecht werden muss. Offene Kommunikation zwischen allen Beteiligten ist unverzichtbar.

Die Begleitperson ist dazu aufgefordert, die eigene Rolle innerhalb der Familie kontinuierlich zu reflektieren, um zu verhindern, dass man sich zum Beispiel in die Rolle der Freundin oder des Bruders begibt. Dingerkus geht davon aus, dass unter Berücksichtigung der Sensibilisierung aller Beteiligten Kräfte und Ressourcen aufrechterhalten bleiben können.[71]

„Der Trauernde sollte auf seinem Weg der Verstehens- und Sinnsuche den erforderlichen Raum erhalten und darin begleitet werden, auf seine Weise zu einem

71 Vgl. Dingerkus (2006): Ressourcen entdecken, 92–94.

Verständnis der eigenen Lebensgeschichte zu kommen." [72] Dieser Weg kann den Trauernden nur eröffnet werden, indem die Begleitperson die Individualität der Trauerreaktionen und der unter anderem sehr starken Gefühle der Wut über sich selbst oder gegenüber anderen Personen akzeptiert. Zudem hängen mit den Trauerprozessen auf gewisse Art und Weise immer Verletzungen zusammen, vor allem in Bezug auf das Verständnis des eigenen Weltbildes. Die Bedeutungs- und Sinnsuche ist dabei als Prozess zu verstehen. Eine Begleitperson ist aufgefordert, in diesem Prozess offen zu sein, und sollte auf keinen Fall einen Weg für die Familienmitglieder vorgeben. Das, was sich für den Trauernden als sinnhaft und bedeutend erschließt, ist durch die Begleitperson zu unterstützen. Auch wenn es sich als schwierig erweisen kann, das Suchen an sich als Haltung beizubehalten.[73]

> *„Wenn man ein Kind verliert, das ist das Schlimmste [...]. Da kommt man nicht drüber hinweg [...]. Wenn Eltern sozusagen ihr eigenes Kind überdauern, das ist das Schlimmste [...]. Das Wichtigste ist den anderen reden zu lassen, reden, reden, reden [...]. Ich gehe auf die Leute ein; ich kann nicht vorschreiben, wie sie zu leben und zu trauern haben" (IP 03, Z. 1353–1485).*[74]

„Trauer bedeutet Verlustverarbeitung von körperlichen und geistigen Fähigkei-ten, von Lebenskonzepten, geliebten Menschen und von Lebensraum"[75]. Franz erweitert die Definition der Trauer, indem sie ergänzt, dass Trauer ein sehr persönliches Lebensgefühl darstellt, das in Verbindung mit vielen unterschiedlichen Gefühlsausdrücken steht. Dabei kann die Trauer unterdrückt werden, dennoch ist sie unterschwellig vorhanden. Ganz elementar ist ebenso die Aussage, dass Trauer nur allein durch das Durchleben ihrer selbst bewältigt werden kann.[76] Trauerfähigkeit gilt als angeborene Fähigkeit, ohne die weder Kinder oder Jugendliche noch Erwachsene und ältere Menschen Verluste begreifen können. Durch Trauer werden Verluste ins Leben integriert. Sie ist notwendig, um sich neu orientieren zu können.

72 Müller et al. (2013): Handbuch Trauerbegegnung, 270.

73 Vgl. Müller et al. (2013), a. a. O., 270–271.

74 Die hohe Anzahl an Zeilen erklärt sich durch längere Passagen mit wenig Aussagekraft, jedoch wird kontinuierlich der Bezug zum Thema gehalten.

75 Rechenberg/Fischinger (2008): Systemische Trauerbegleitung, 55.

76 Franz (2012): Tabuthema Trauerarbeit, 84.

5.2.3.4.1 Systemische Sichtweise auf Familien als Ressource zur Bewältigung schwieriger Situationen

Die Familiensystemtheorie betrachtet wie die Heilpädagogik die Familie aus einer ganzheitlichen Perspektive. Daher bietet sich die Möglichkeit an, unterschiedliche Systemebenen gleichzeitig zu betrachten. Dies bedeutet, dass nicht nur die einzelne Person, sondern der Beziehungsaufbau der Familienmitglieder und die Funktion in ihrer Gesamtheit berücksichtigt werden. Infolgedessen werden zum Beispiel Probleme oder Krankheiten nicht als isoliertes Problem verstanden, sondern als Familienproblem gedeutet und auch bearbeitet. Familien gelten als intime Beziehungssysteme. Die einzelnen Familienmitglieder sind durch Kommunikation und emotionale Bindungen miteinander vereint. Aufgrund kritischer Lebensereignisse wie Krankheiten und Sterbeprozesse und der damit in Verbindung stehenden Auseinandersetzung aller Familienmitglieder bietet sich eine systemische Sichtweise an. Der Begriff „System" bezeichnet eine Menge von Elementen sowie ihre Beziehungen und Wechselwirkungen untereinander. Dabei zeichnen sie sich in der Form aus, dass sie aus mehreren Teilen bestehen, sich voneinander unterscheiden und sich gegenseitig beeinflussen. Aus diesem Grund spricht man von lebenden Systemen, die der Umwelt gegenüber offen sind. Des Weiteren besteht ein Familiensystem aus Subsystemen, zum Beispiel Eltern und Geschwister. Diese können ebenso Teile eines übergeordneten Suprasystems sein (Verwandtschaft, Freundeskreis).[77]

Abhängig davon, wie diese Einheiten aufeinander einwirken, bilden sich Beziehungen. Demzufolge besteht jedes System sowohl aus den erkennbaren Bestandteilen als auch aus den Beziehungen, die sich zwischen den Bestandteilen entwickeln. Für die Beziehungen gilt, dass auch zwischen ihnen Beziehungen existieren: „Auf diese Weise ist jedes System ein komplexes Netzwerk aus Bestandteilen und Beziehungen zwischen diesen Bestandteilen, die ebenfalls wiederum Bestandteile des jeweiligen Systems sind."[78] Bezüglich der Beziehungen und Interaktionen wird im Allgemeinen zwischen zwei Arten unterscheiden: der

77 Vgl. Jungbauer (2009): Familienpsychologie, 10–11.

78 Schmitz (2005): Grundwissen Familienpsychologie, 15.

symmetrischen und der komplementären Interaktion. Symmetrische Interaktionen resultieren aus dem Verhalten zweier Personen zueinander. Im Gegensatz dazu liegen komplementäre Interaktionen vor, wenn sich die Verhaltensweisen beider Personen voneinander unterscheiden, sich aber trotzdem ergänzen. Dementsprechend finden Interaktionen zwischen den Familienmitgliedern in Form von Wechselwirkungen statt. Verändert sich nun ein Teil des Systems, wandelt sich das System im Ganzen.[79]

Für Familien bedeutet dies, dass sich nach Bekanntwerden der Diagnose das ganze Familiensystem verändern wird. Automatisch werden sich Veränderungen im Erleben und Verhalten einzelner Familienmitglieder einstellen. Hierbei greift erneut die Ganzheitlichkeit des lebenden Systems. Durch das Netzwerk der einzelnen Beziehungen sind die Familienmitglieder als Einheit verbunden und daher ständigen Wechselwirkungen aufgrund der Verhaltensveränderungen einzelner Familienmitglieder ausgesetzt. Die Wechselwirkungen, die in Familien auftreten, führen zudem über Rückkoppelungen zu Rückwirkungen. Das heißt, dass das einzelne Familienmitglied mit seinem Erleben und Verhalten weitere Familienmitglieder beeinflusst. Diese Rückwirkungen, die in einem System auftreten, verursachen zirkuläre Kausalitäten, da sich die Verhaltensweisen der Interaktionspartner (Familienmitglieder) wechselseitig bedingen. Dabei ist das Verhalten der Interaktionspartner sowohl Ursache als auch Auswirkung, so dass der Kommunikationsprozess im Familiensystem selbst im Mittelpunkt steht.[80]

Die dargelegte Kommunikation, aber auch Rollenverteilungen und regelhafte Verhaltensstrukturen sind in Familiensystemen zu beobachten. Hierbei wird zwischen expliziten und impliziten Familienregeln unterschieden. Die expliziten Familienregeln sind dadurch gekennzeichnet, dass sie festgelegt und offen kommuniziert werden. Demgegenüber stehen die impliziten Familienregeln. Diese gelten als unbewusste Regeln. Sie werden nicht offen kommuniziert und bestimmen trotzdem die Abläufe des Familienalltags. Beispiele dafür können sein, dass sich immer eine bestimmte Person bei Krankheit um das Kind kümmert oder

79 Schmitz (2005): a. a. O., 16.
80 Jungbauer (2009): a. a. O., 13.

Gespräche über Sterben und Tod untersagt sind. Bei all den Regeln, Vorstellungen und Erwartungshaltungen innerhalb des Familiensystems darf nicht vergessen werden, dass die Familienmitglieder nicht nur Elemente des Familiensystems, sondern gleichzeitig autonom denkende und handelnde Subjekte sind.[81]

Mitglieder eines Familiensystems verfolgen nach Friedemann und Köhlen das Ziel der Regulation und Kontrolle. Indem einzelne Familienmitglieder oder die Familie als Gemeinschaft versuchen, äußere und bedrohlich wirkende Belastungen beziehungsweise Gefahren zu mindern oder abzuwenden, können Ängste abgebaut und eine Balance hergestellt werden. Regulation und Kontrolle fungieren dabei als Absicherung gegen unvorhergesehene Dinge. Außerdem bauen sich Familien ein solches Schutzsystem im Kleinen auf. Jedes Familienmitglied übernimmt eine wichtige Rolle für die emotionale und materielle Sicherheit innerhalb des Schutzsystems.[82] Zudem führen Systemerhaltung und Kohärenz zu Stabilität, Regulation und Kontrolle. „Systemerhaltung ist der Familientradition verankert und schließt alle jene Strategien mit ein, die mit der Organisation des Familienbetriebes zu tun haben."[83] Die Systemerhaltungsstrategien beziehen dabei einen großen Teil des Familienlebens ein, als Beispiele sind zu nennen Rituale, Vorschriften und Verbote, Kindererziehung oder die gemeinsame Freizeitgestaltung. Um die Stabilität, Kontrolle und Regulation im Familiensystem beizubehalten, müssen diese Aktivitäten koordiniert und geplant werden. Kohärenz führt im Familiensystem ebenso zu Stabilität. Friedemann und Köhlen beschreiben, dass die Familienkohärenz dabei eng mit der Systemerhaltung zusammenspielt. Das Ziel ist hierbei, eine Familienzusammengehörigkeit zu schaffen, die den einzelnen Familienmitgliedern eine Identität gibt. Kohärenz in der Familie ist dann gegeben, wenn jedes Familienmitglied Zeit, Energie und Ressourcen für die Familie nutzt.

81 Vgl. Jungbauer (2009), a. a. O.,12–13.

82 Vgl. Friedemann/Köhlen (2003): Familien- und umweltbezogene Pflege, 40.

83 Ebd.

5.2.3.5 Fazit

Die Ehrenamtlichen zeigen sehr differenziert, dass Phänomene wie vieldimensionaler Schmerz, Angst, Stille und Passivität sowie Konflikte in Familiensystemen oder Sterben von Kindern zu Grenzerfahrungen werden. Situationen werden dann als schwierig erlebt, wenn sie ausgehalten werden müssen, ohne dass Lösungen offensichtlich und leicht zugänglich sind. In Vorbereitungskursen wird über das Phänomen des vieldimensionalen Schmerzes umfassend informiert. Dies belegt auch die quantitative Befragung, die zeigt, dass Ehrenamtliche typische Symptome am Lebensende kennen. Darüber hinaus geben die qualitativen Gespräche Hinweise darauf, dass auf die konkreten Belastungen, die sich durch „total pain“ für die Begleiter ergeben, intensiver eingegangen werden kann.

Gutes Fachwissen und Vorbereitung auf schwer aushaltbare Situationen dienen der Verringerung von Hilflosigkeit und Unsicherheit und erzeugen innere und äußere Ruhe als notwendige Rahmenbedingung in einer Begleitung. Um Schweigen, Stille und Passivität nicht nur aushalten zu müssen, sondern sich in Präsenz darauf einlassen zu können, ist zu empfehlen, dass Meditationen, Achtsamkeitsübungen und Körperwahrnehmungen in Vorbereitungskursen angeboten werden. Darüber hinaus sind Ehrenamtliche in systemischer Sichtweise zu schulen, um das Spannungsfeld von Nähe und Distanz, von Zuwendung und Zurückhaltung, von Anteilnahme und Selbstschutz in Familiensystemen wahrzunehmen und einen balancierten Umgang damit zu erlernen.

Übereinstimmung mit dem DHPV-Leitbild der Arbeitsgruppe Ehrenamt

3. Unser Anspruch an die Arbeit (Auszug)

> *„Im Da-Sein von uns Ehrenamtlichen liegt die Stärke unserer Arbeit. Wir möchten helfen, die Angst vor dem Alleinsein Sterbender zu überwinden. Denn die Angst vor Einsamkeit ist häufig größer als die Angst vor Schmerzen.“*

6. Unsere Leistungen in der Begleitung und im Abbau von gesellschaftlichen Barrieren

„Als Ehrenamtliche öffnen wir Menschen in ihrer letzten Lebensphase Wege und unterstützen sie dabei, wie sie in ihrer Familie, im sozialen Umfeld und im Gemeinwesen ihren eigenen Weg verwirklichen können. Dabei schließt die Hospizbewegung keine Menschen aus. Im Gegenteil, dem Wunsch von Menschen, in der vertrauten Umgebung oder in dem von ihnen gewünschten Umfeld versterben zu können, sind wir besonders verpflichtet. Dies ist das primäre Anliegen und nicht die Unterbringung der sterbenden Menschen in Institutionen.“

5.2.4 Fortbildung, professionelle Unterstützung und Begleitung

Interviewfrage: Welche Angebote und Fortbildungen wünschen Sie sich?

In der vierten Frage sollten wünschenswerte Fortbildungen und Angebote zur Unterstützung der ehrenamtlichen Tätigkeit genannt werden. Es wurde bewusst darauf verzichtet, Gruppentreffen, Koordinatorinnen oder Supervisionen als mögliche Hinweise vorzugeben, um freies Assoziieren zu gewährleisten. Aus den Antworten auf diese Frage wurden folgende Kategorien als zusammenfassende Kernaussagen der Interviewpartnerinnen abgeleitet.

1. *Sicherheit und Verbesserung des Engagements durch Fortbildungen*
2. *Supervision ist erforderlicher Bestandteil der Arbeit*
3. *Koordinatoren, Ansprechpartner und Gruppe geben Rückhalt*

5.2.4.1 Sicherheit und Verbesserung des Engagements durch Fortbildungen

In den Gesprächen wird deutlich, dass Ehrenamtliche ihre Aufgabe als kontinuierlichen Lern- und Entwicklungsprozess verstehen. Auch die quantitative Befragung zeigt, dass eine hohe Bereitschaft und Freude zur Weiterbildung besteht. Der Vorbereitungskurs ist ein erster Schritt auf einem Lernweg, der durch eine Vielzahl an Fortbildungsangeboten fortgesetzt wird, wie die folgenden Aussagen zeigen:

> *„Da wird viel angeboten, so viele unterschiedliche Themen, die uns immer noch das Arbeiten verbessern, die uns Sicherheit geben, die auch für die Arbeit einfach wichtig sind“ (IP 01, Z. 369–371).*

> *„Thementag zur nonverbalen Kommunikation; Physiotherapeutin hat Lagerungen für Kinder mit Spastik erklärt und gezeigt; Fortbildung zu Demenz [...] Fortbildung auch zu Konflikten mit Angehörigen“ (IP 16, Z. 185–211).*

> *„Auf Fortbildung wird hier viel Wert gelegt; wir haben sehr gute Fortbildung in Klangpädagogik, auch Klangmassagen mit Klangschalen [...]. Wir hatten jemanden vom Beerdigungsinstitut hier, Bestattungskultur hat sich verändert, damit wir auch in diesem Bereich Bescheid wissen. [...] Weiterbildung zur Fußreflexmassagen. Und wir haben selbst erfahren, wenn es so sanft geschieht, wie hilfreich das sein kann und wie sich die Füße erwärmen und wie man sich selbst spürt. [...] Viele Angebote an Weiterbildung finden wir ganz prima, meinen dass wir sehr gutes Handwerkszeug bekommen“ (IP 18, Z. 199–215).*

> *„Wir haben sehr viele Fortbildungen hier; Vortrag über Kindertrauer; Umgang mit Demenz; öffentliche Vorträge schließen oftmals mit Tagesseminaren an“ (IP 10, Z. 312–324).*

Die Aussagen geben einen kleinen Einblick in die Vielfalt der Angebote. Viele Themen entwickeln sich aus Fragen und Schwierigkeiten aus der Praxis. In den beschriebenen Lernprozessen eignen sich Hospizmitarbeiterinnen umfangreiche Kompetenzen an, in denen Fachwissen, Selbstgestaltung und Beziehungsgestaltung aufeinander bezogen sind. Es ist insgesamt festzustellen, dass Hospizmitarbeitende die Fortbildungsangebote motiviert und intensiv nutzen und sie lebenslanges Lernen als eine notwendige Grundlage eines qualifizierten Ehrenamtes erleben und wahrnehmen wollen.

In engem Zusammenhang mit der Sterbebegleitung steht die Trauerbegleitung, die hier beispielhaft als wichtige Fortbildung in der Hospizarbeit näher erläutert wird. Aktuell wird die Trauerbegleitung noch nicht von Krankenkassen finanziert. Es ist jedoch ein hoher Bedarf zu verzeichnen, wenn man Sterbende und Angehörige, die bereits auf dem letzten Lebensweg auch Trauernde sind, als eine Einheit der Fürsorge (unit of care) versteht.

> *„Habe viele Fortbildungen mitgemacht. Ich habe fünf Jahre ein Trauercafé geleitet. Da musste ich natürlich als Trauerbegleiterin ausgebildet werden. War sehr interessant“ (IP 11, Z. 264–267).*

> *„Der Anfangskurs ist der Sterbekurs, dann können Sie sich weiterentwickeln. Ich habe die Trauerbegleitausbildung zusammen mit einer Kollegin gemacht“ (IP 21, Z. 369–371).*

Exemplarisch für Lernprozesse, Inhalte und Methoden wird hier die Fortbildung im Bereich Trauerbegleitung vorgestellt.

Trauerbegleitung als Fortbildung in der Hospizarbeit

Beitrag von Christine Stockstrom,
Vorsitzende Bundesverband Trauerbegleitung e. V.

Trauernde fühlen sich oft ausgegrenzt, unverstanden und alleingelassen. Trauer kann einsam und krank machen oder Ängste auslösen. Der Verlust eines nahestehenden Menschen ist eine starke Belastung und kann in eine existenzielle Krise führen. Durch die Trauerbegleitung bekommen Betroffene die Möglichkeit, in ihrem Trauerprozess Unterstützung zu erhalten. Deshalb ist Trauerbegleitung eine mitmenschliche und notwendige Aufgabe für jeden Hospizdienst. Sie kommt dort an ihre Grenzen, wo der Hinterbliebene weitergehende therapeutische Hilfe benötigt.

Die Angebote der Trauerbegleitung stehen allen Menschen offen, unabhängig von einer zuvor stattgefundenen Sterbebegleitung. Trauerarbeit und Sterbebegleitung sind also zwei unterschiedliche Säulen in der Hospizbewegung, die sich zwar berühren und teilweise überschneiden: Doch es ist ein Unterschied, ob ein Mensch aus dem Leben (Sterbebegleitung) oder in einem Trauerprozess wieder ins Leben (Trauerbegleitung) begleitet wird. Deshalb stellt sich die Notwendigkeit, hier auch über den Vorbereitungskurs hinaus immer wieder spezielle Fortbildungsangebote im Bereich Trauer wahrzunehmen, um sicher und kompetent begleiten zu können.

Die Fortbildungen nach den Standards des Bundesverbandes Trauerbegleitung e.V. haben die Zielsetzung einer erweiterten Handlungskompetenz in der Beratung und Begleitung durch Schulung von Fachkompetenz (zum Beispiel Wissen um Übertragung und Gegenübertragung im Trauerprozess, systemische Wirkung von Trauer, Methodenkompetenz (zum Beispiel kreative Methoden, Rituale, Reaktion auf Krisen), Selbstkompetenz (wie die Reflexion der eigenen Weltanschauung sowie Rollen- und Selbstreflexion, Sozialkompetenz (zum Beispiel Lernen in und mit der Gruppe, Begegnen von eigener und fremder Trauer) sowie Handlungskompetenz (wie Gesprächsführung, Prozessgestaltung). Zu den Inhalten gehören in besonderer Weise die Reflexion der eigenen Trauererfahrungen und der Motivation zur Trauerbegleitung. Auch wenn Trauer keine Krankheit ist, kann sie sehr wohl krank machen. Hier gilt es genau die jeweiligen Trauersymptome und Ressourcen der Trauernden zu beobachten und zu erkennen, wann es auch (trauma-) therapeutische Unterstützung braucht.

Es ist gut, wenn Begleitende immer wieder innehalten und sich bewusst machen, dass sie ihre Tätigkeit nur in Beziehungen ausüben können. Die Sterbenden und Trauernden vertrauen ihnen ein Vermächtnis über das Leben und Sterben an. Und sie vertrauen sich selbst den Begleitenden an. Das sollte gewürdigt werden - gerade auch, indem man sich Zeit nimmt zur Verarbeitung und zur Selbstpflege.

Denn: Nur wenn sich Begleitende auch Zeit zur Trauer nehmen, werden sie Vorbild für einen gesunderen, natürlicheren und selbstverständlicheren Umgang mit Trauer sein können.

Zudem kann Trauerbegleitung ein wichtiger Beitrag zur Gesundheitsprophylaxe sein. Ebenso wie in der Hospizbegleitung ergaben sich aufgrund gesellschaftlicher Veränderungen vermehrt Anfragen nach Unterstützung im Trauerprozess. Beide Begleitungsprozesse brauchen Menschen, die verantwortungsvoll, kompetent, sensibel und mit einem vielschichtigen Wissen diese Aufgabe übernehmen. Und diese Begleitenden brauchen dann auch selbst Begleitung, um sich immer wieder zu reflektieren und ihrerseits aufgefangen zu werden.

5.2.4.2 Supervision ist erforderlicher Bestandteil der Arbeit

Das Angebot einer systematischen, professionellen Reflexion wie Supervision steht 91 % der Ehrenamtlichen in Niedersachsen zur Verfügung. Das zeigt die quantitative Befragung. Von Ehrenamtlichen, die Grenzerfahrungen erleben, weil sie an der Lebensgrenze begleiten, wird Supervision als wichtige Unterstützung und notwendige Ressource ihrer Arbeit wahrgenommen:

> *„Einmal im Monat Supervision. Also kann man so oft teilnehmen, wie man das Gefühl hat, dass man das braucht oder dass man diesen Austausch braucht. Ich habe einige Jahre das Gefühl gehabt, ich brauche das nicht, weil es supertolle Begleitungen waren, und da hatte ich nicht das Gefühl und das war für mich auch in Ordnung. Und ja, aber es gibt eben auch Begleitungen, wo man dann eben das Gefühl hat […], ich brauche die Supervision auch“ (IP 05, Z. 187–183).*

> *„Alle drei Monate Supervision; wir schildern Probleme und Situationen, mit denen wir nicht zurechtgekommen sind und die uns an den Rand unserer Gefühlswelt gebracht haben oder an den Rand dessen, was ich ertragen kann; Supervision gibt uns Impulse, darüber nachzudenken, was das eigentlich in uns angestoßen hat“ (IP 08, Z. 127–133).*

> *„Wir haben alle zwei bis drei Monate Supervision; die Supervisorin gibt uns eine total gute Starthilfe; Supervision ist ganz wichtig, könnte ruhig noch öfter sein; man kann sich was von der Seele reden“ (IP 15, Z. 461–486).*

> *„Wir haben hier im Haus Supervision. Das finden wir ganz wichtig, denn es finden manchmal Dinge am Sterbebett statt, die einen seelisch sehr belasten, und dass man sich in einer vertrauten Gruppe öffnen kann. Wir haben einen Supervisor, der wirklich vom Fach ist und dass wir uns dann gegenseitig helfen, unterstützen und verschiedene Möglichkeiten aufzeigen“ (IP 18, Z. 243–248).*

Die Deutsche Gesellschaft für Supervision e. V. (DGSv) hat 2007 eine interessante und beachtenswerte bundesweite Befragung in ca. 1.300 Einrichtungen der Hospizarbeit und Palliativversorgung durchgeführt.[84] Frank Kittelberger, Studienleiter der Ev. Akademie Tutzing für Ethik in Medizin und Gesundheitswesen und Teilnehmer der Projektgruppe der DGSv, fasst wichtige Ergebnisse zusammen, die hier in einem kurzen Auszug benannt werden:

- „Sehr viele Einrichtungen bieten Supervision an (ebenso Fortbildung). Das Qualitätsbewusstsein und die Reflexionsbereitschaft sind in dieser Szene hoch. Allerdings wird nicht immer definiert, was zum Beispiel den Unterschied zwischen Supervision und Praxisbegleitung ausmacht.

- Der turnusgemäße Wechsel der/des Supervisors/in ist eher selten. Langfristige Bindungen dominieren.

- Es wird von den Supervisoren durchgängig erwartet, dass sie sich im Feld auskennen (87 %) und dass sie sich mit den existenziellen Fragen rund um Tod und Sterben auseinandergesetzt haben.

- Supervision in diesem Feld ist fast ausschließlich Gruppensupervision.

- Die Teilnahmequote an der (meist verpflichtenden) Supervision liegt bei 74 % bis 82 %, je nachdem, ob die Supervision extern oder intern angelegt ist. Hauptamtliche nehmen externe Supervision regelmäßiger wahr als interne; für Ehrenamtliche gilt das Gegenteil.

- Supervision wird hochmotiviert wahrgenommen, dient der Entlastung, Persönlichkeitsbildung, Fortbildung und Motivation der Mitarbeiterinnen und fungiert auch als Würdigung für die Ehrenamtlichen.“ [85]

84 DGSv (2007): Supervision im Arbeitsfeld Hospiz.

85 Kittelberger (2010): Affen Zucker geben, 200–202.

Die Themenwahl in der Supervision wird direkt aus der Kurzdarstellung der Ergebnisse der bundesweiten Befragung zitiert: „Die Themenwahl erfolgt nach Angaben der Einrichtungen in den Supervisionssitzungen überwiegend durch die Gruppe (92 %). Hier ergab sich eine Rangfolge von Fallarbeit über Reflexion der eigenen Rolle, Umgang mit Betroffenheit bis zu Stärkung von Selbstwert und Burnout-Prophylaxe. Die Themen Konkurrenz zu Angehörigen und Helfern, strukturelle Fragen zur Einrichtung, Kooperation Haupt- und Ehrenamt sowie gesellschafts- und gesundheitspolitische Aspekte stehen weniger im Mittelpunkt der Arbeit."[86]

Der folgende Beitrag zeigt exemplarisch, wie Selbstreflexion und Reflexion von Situationen und Begegnungen erlernt und durchgeführt werden können.

86 DGSv (2007): Supervision im Arbeitsfeld Hospiz, 7.

Erlernen von Selbstreflexion und Reflexion

Beitrag von Heike Zimmermann, BA Soziale Arbeit

Auslöser für den Prozess der Selbstreflexion sind häufig Ereignisse oder Situationen, die einer Person nicht aus dem Kopf gehen, wie Gespräche, wiederkehrende Konflikte oder neu Aufgaben. Bei starken emotionalen Reaktionen in solchen Situationen kann die eigene Handlungsfähigkeit eingeschränkt werden. Dabei geht es meist um Aspekte, die nicht gleich ersichtlich sind oder erst aus einem anderen Blickwinkel sichtbar werden. Ziel ist es, dynamische Prozesse besser zu verstehen und durch Rückschlüsse in ähnlichen Situationen alternative Handlungsmöglichkeiten wählen zu können.[87]

Selbstreflexion bedeutet, das eigene Handeln in einer bestimmten Situation ins Bewusstsein zu bringen. Um die entsprechenden Schlüsse zu ziehen, muss eine Person nicht nur in der Lage sein, sich an das eigene Handeln, die Gedanken und die Gefühle in der Situation zu erinnern, sondern auch die Inhalte zu analysieren, eine Verbindung zu den beabsichtigten Zielen herzustellen, alternative Handlungsmöglichkeiten zu erwägen und die eigene Biografie einzubeziehen.[88]

„In der Reflexion geht es um das, was man nicht sofort sieht und erkennt, was man nicht allein erkennt oder was man noch nicht erkennen möchte."[89] Möglichkeiten einer Selbstreflexion bieten sich daher in kollegialen Beratungen, Supervisionen, Fallbesprechungen oder in Gesprächen im Café und am Telefon mit Freunden. Häufig gibt es die ersten Erkenntnisse bereits beim Erzählen der Situation selbst oder bei einfachen Nachfragen des Gegenübers. Eine Reflexion betrachtet eine Handlung aus der Distanz heraus. Es muss Abstand gegenüber der Situation und gegenüber den beteiligten Personen geschaffen werden. Dann erst kann Vergangenes oder Zukünftiges betrachtet werden. Gleichzeitiges Handeln und dessen Betrachtung ist nicht möglich.[90] Durch das Richten des Fokus auf die gewählte

87 Bimschas, Schröder (2003): Beziehungen in der Jugendarbeit, 166.

88 Tisdale (1998): Selbstreflexion, 6.

89 Bimschas, Schröder a. a. O., 160.

90 Vgl. Körner/Ludwig-Körner (1997): Psychoanalytische Sozialpädagogik.

Situation und die Betrachtung aus verschiedenen Blickwinkeln werden blinde Flecken beleuchtet und in das Selbst integriert.

Die Selbstreflexion gelingt durch Übung. Anfangs kann es hilfreich sein, die Reflexion nach einem festen Ablaufplan durchzuführen. Johns entwickelte in diesem Sinn das Modell der strukturierten Reflexion (MSR). Dabei sollen bei einem Blick nach innen zunächst die eigenen Gedanken und Gefühle rekapituliert werden. Bei dem folgenden Blick nach außen wird die Situation konkret beschrieben. Schlüsselfragen helfen, das Hauptaugenmerk auf bedeutsame Aspekte der Erfahrung zu lenken (Was wollte ich erreichen? Warum habe ich auf diese Art und Weise reagiert? Welche Konsequenzen hatte dies für die andere Person?). Im Anschluss geht es um die ethische Frage, ob zum Besten des Gegenübers gehandelt wurde und welche Faktoren mich dabei beeinflusst haben. Es ist dann auch zu klären, welches Wissen genutzt wurde und welches hätte genutzt werden können. Abschließend geht es um die Reflexion der Situation und des eigenen Handelns an sich (Besteht ein Zusammenhang zu früheren Erfahrungen? Wie könnte ich mit der Situation besser umgehen? Welche Konsequenzen hätte ein anderes Verhalten?).[91] Selbstreflexion führt zu beabsichtigten positiven Veränderungen, wenn sie dosiert und zielgerichtet eingesetzt wird. Ständiges Grübeln über das eigene Handeln führt zur Schwächung des Selbst und hat somit negative Auswirkungen auf die Beziehung zu anderen.

Neben Fortbildungen und Supervisionen sind hauptamtliche oder in manchen Vereinen ehrenamtliche Koordinatorinnen und Koordinatoren wichtige Ansprechpartner, um den Begleiterinnen und Begleitern Rückhalt und Sicherheit für ihre Tätigkeit zu geben.

> *„Ich weiß, wenn ich mich unsicher fühle, dass ich Rückendeckung habe; dann ist sofort Hilfe da, das ist ja das Tolle; ich habe Ansprechpartner und Rückenhalt" (IP 1, Z. 374–378).*

---

91 Vgl. Johns (2004): Selbstreflexion in der Pflegepraxis, 81.

„Kann unsere Koordinatorin zu Hause anrufen und sagen: ‚Du ich muss jetzt mal darüber sprechen.' Also das ist ja schon eine ganz wichtige Sache, [...] dass man sofort jemand hat und sagt: ‚Das kann ich jetzt mal alles erzählen.' IP 11, Z. 248–251).

„Wenn ich jetzt so eine Begleitung gemacht habe, die mich emotional sehr mitnimmt, dann hab ich immer die Möglichkeit, entweder Sozialarbeiterin hier anzurufen oder auch eine von den andern ehrenamtlichen Mitarbeitern, da wir uns schon gut kennen und wir sprechen darüber. Mir persönlich tut das gut, weil Supervision ist meinetwegen erst in drei Wochen, aber heute brauch ich jemanden, wo ich mit mich mit unterhalte" (IP 22, Z. 232–237).

5.2.4.3 Fazit

Ehrenamtliche formulieren differenziert, was notwendig ist, damit sie ihr Engagement ausüben können. Fortbildungen, Ansprechpartner und Supervisionen geben Sicherheit, verbessern die Arbeit und sind notwendig, um eine qualifizierte Begleitung zu ermöglichen. Zusammenfassend kommt eine Interviewpartnerin zu Wort, die die erforderliche Qualitätssicherung hervorragend formuliert:

> *„Einmal im Monat haben wir Gruppenabend, in unserer Gruppe ist ein sehr großes Vertrauen gewachsen. Es gibt verschiedene Säulen, auf denen man steht: Gruppenabende, Telefonate mit den anderen; Supervisionen, Fortbildungen; das ist das Netzwerk, was schönen Rückhalt geben kann“* (IP 8, Z. 1217–1221).

Übereinstimmung mit dem Leitbild der DHPV-Arbeitsgruppe Ehrenamt

9. Hospiz als Ort des Lernens für das Leben (Auszug)

„Der hohe Anspruch im Blick auf das Menschenbild und die damit verbundene Herausforderung braucht Verbindlichkeit, um die Qualität der Hospizarbeit zu gewährleisten. Wir nehmen, wie auch alle haupt- und ehrenamtlichen Mitarbeiterinnen und Mitarbeiter, an Aus- und Weiterbildung sowie an Supervision teil. Über die professionellen Fähigkeiten in Palliativmedizin, Pflege, Therapie und Seelsorge hinaus sind wir Lernende im Umgang mit Menschen an den Grenzen des Lebens.“

5.2.5 Selbstverständnis und Position von Ehrenamtlichen

Interviewfrage: Wie positionieren Sie sich als Ehrenamtliche?

In der fünften Frage waren Ehrenamtliche aufgefordert, ihre Position zu erläutern. Diese Frage zielte auf das Selbstverständnis und die Rolle in interdisziplinärer Zusammenarbeit. Es soll Aufschluss darüber gegeben werden, ob Ehrenamtliche sich als Teil eines Teams verstehen bzw. verstehen wollen. Aus den Antworten auf diese Frage wurden folgende Kategorien als zusammenfassende Kernaussagen der Interviewpartnerinnen abgeleitet.

1. *Vertrauensperson für Sterbende und Angehörige*
2. *Wertschätzung und Anerkennung in der Zusammenarbeit*

5.2.5.1 Vertrauensperson für Sterbende und Angehörige

Ehrenamtliche sehen sich als Vertrauensperson für Sterbende und Angehörige. In den Gesprächen wurden kaum Positionierungen zum hauptamtlichen Team oder Netzwerk vorgenommen. „Vertrauen ist eine grundlegende positive Beziehungsqualität zwischen Menschen. [...] Vertrauen (lat. fides – Glaube und Vertrauen) [hat] etwas mit den Grundhaltungen Lieben und Hoffnung gemeinsam [...].“ [92]

Ehrenamtliche nehmen wahr, dass Sterbende ihnen zutrauen, dass sie schwierige Situationen und Themen am Lebensende mittragen und begleiten können. Auch die von Ehrenamtlichen in der quantitativen Befragung häufig angegebenen Haltungen wie Zuverlässigkeit und Verschwiegenheit zeigen, dass diese Haltungen dazu beitragen, die eigene Position im interdisziplinären Team als Vertrauensperson für Sterbende einzunehmen. Nicht nur durch berufliches, sondern auch durch ehrenamtliches Engagement erhält der Mensch eine von vielen sozialen Rollen, die es ihm ermöglicht, eine soziale Identität zu entwickeln. Mit einer Rolle erhält der Mensch innerhalb der Gesellschaft eine bestimmte Position und einen gewissen gesellschaftlichen Status. Von dieser Position aus tritt er in ein Netz von Austauschbeziehungen.

> *„Ich sehe mich als Begleitung, die emotional da ist; Fragen beantworten; über Ängste, Sterben und Tod sprechen; über all diese Dinge mit demjenigen in der Begleitung und mit den Angehörigen zu sprechen“ (IP 2, Z. 181–186).*
>
> *„Ich bin eine Vertrauensperson“ (IP 3, 1528).*
>
> *„Ich würde mich auf jeden Fall auf die Seite der Angehörigen und zu Betreuenden stellen, nicht auf die Seite des Pflegepersonals oder ähnliches“ (IP 17, Z. 648–650).*

92 Wörterbuch der philosophischen Begriffe (2013): Vertrauen, 707.

„Ich wünsche mir, dass ich für Menschen am Lebensende da sein kann, dass ich ihnen Nähe und Geborgenheit geben kann, dass ich auf die Fragen, die sie haben, mich einlassen kann, dass ich ihnen hilfreich zur Seite stehe und dass ich versuche, die Zeit, wo ich bei ihnen bin, so schön wie möglich zu machen" (IP 18, Z. 436–439).

„Also ich bin Begleiter [...], ich helfe den Angehörigen vielleicht das zu verstehen, aber ich begleite eigentlich den Sterbenden. Das ist meine vorrangige Aufgabe. Ja, dem Sterbenden irgendwie beizustehen auf seinem Wege. Das ist das A und O" (IP 13, Z. 280–283).

Vertrauen wird mit Verlässlichkeit, Klarheit und Ehrlichkeit assoziiert. Ein Vertrauensverhältnis ist von gegenseitiger Offenheit und Wertschätzung geprägt. Um Menschen vertrauen zu können, ist es wichtig ihnen zuzuhören. Eine Haltung des anteilnehmenden Interesses ist förderlich, um die Vertrauenswürdigkeit des Gegenübers zu gewinnen. Aktives Zuhören und präsentes Dasein schaffen eine vertrauensvolle Atmosphäre, in der Menschen sich angenommen fühlen. Dafür ist nicht immer die Länge des Kontaktes entscheidend. Achtsame, wenn auch kurze Begegnungen schaffen einen guten Nährboden für vertrauensvolle Beziehungen. „Vertrauen entsteht dort, wo sich Worte und Taten, Behauptungen und Tatsachen nicht zu weit voneinander entfernen; es wächst in der Zeit, braucht Geduld und Längerfristigkeit." [93] Eine weitere wichtige Komponente von Vertrauen ist ein authentisches Profil. Menschen, die zueinander ein Vertrauensverhältnis aufbauen wollen, müssen wissen, woran sie sind. Es geht darum, als Persönlichkeit wahrgenommen zu werden, die Offenheit und Verbindlichkeit ausstrahlt, aber nicht perfekt sein muss. Vertrauen lässt sich nur zu einem gewissen Grad selbst schaffen. Es ist eher die Grundhaltung der Offenheit und Integrität, die Vertrauen entstehen lässt.

In der Rahmenvereinbarung nach § 39a Abs. 2 S. 7 SGB V zu den Voraussetzungen der Förderung sowie zu Inhalt, Qualität und Umfang der ambulanten Hospizarbeit wird die Rolle von Ehrenamtlichen analog gefordert: „Die Tätigkeit der Eh-

93 Schmid (2007): Mit sich selbst befreundet sein, 116.

renamtlichen erstreckt sich insbesondere auf den Aufbau einer vertrauensvollen Beziehung, die Begleitung der sterbenden Menschen sowie deren Angehörigen und Bezugspersonen, Hilfen beim Verarbeitungsprozess in der Konfrontation mit dem Sterben, Unterstützung bei der Überwindung von Kommunikationsschwierigkeiten, Hilfe bei der im Zusammenhang mit dem Sterben erforderlichen Auseinandersetzung mit sozialen, ethischen und religiösen Sinnfragen." [94] Vertrauen ist eine wichtige Ressource für eine Gesellschaft, Vereine und Institutionen. In Verbindung mit guten Netzwerken und verbindlichen Werten wird lebendiges und menschliches Miteinander gefördert und erzeugt Lebensqualität.

94 Rahmenvereinbarung nach § 39a Abs.2 Satz 7 SGB V (...) vom 03.09.2002 i. d. F. vom 14.04.2010.

5.2.5.2 Wertschätzung und Anerkennung in der Zusammenarbeit

Jeder Dritte ist heute in Deutschland ehrenamtlich und regelmäßig engagiert. Der letzte Freiwilligensurvey von 2009 dokumentiert eine Engagementquote von 36 % und betont, dass die intensive zivilgesellschaftliche Beteiligung in Deutschland eine stabile und nachhaltige Größe ist. Die Hälfte der Engagierten übernimmt ehrenamtliche Aufgaben verbindlich seit zehn Jahren, die andere Hälfte engagiert sich überwiegend zeitlich begrenzt, in Projekten und Veranstaltungen, legt sich jedoch nicht verbindlich fest. 90 % der Engagierten sind mindestens einmal im Monat tätig, 56 % mindestens einmal pro Woche. In den letzten zehn Jahren hat sich vor allem das Engagementpotenzial erhöht, d. h. die grundsätzliche Bereitschaft der Bürgerinnen und Bürger, ein Engagement zu übernehmen, stieg von 26 % (1999) auf 37 % (2009) an.[95]

> *„Ohne Ehrenamt würde diese Arbeit nicht funktionieren. [...] Ich fühle mich sehr wohl hier; habe mehrere Aufgaben übernommen; mache Sterbe- und Trauerbegleitung" (IP 18, Z. 329–338).*

> *„Meine Rolle ist, dass ich eine viel größere Wertschätzung in Hinsicht auf Ärzte, Heime oder Angehöre habe als zu Beginn der Tätigkeit; durch Öffentlichkeitsarbeit hat sich das mehr rumgesprochen; meine Rolle ist geschätzter im Ganzen" (IP 12, Z. 1162–1169).*

> *„Fühle mich selbständig. [...] Wir werden oft nicht auf Augenhöhe gesehen, aber ich habe kein Problem damit. [...] Das hat auch damit zu tun, ob ich mich selbst auf Augenhöhe sehe" (IP 08, Z. 306–323).*

> *„Komme als Ehrenamtliche eines Vereins, das ist schon eine Stärkung. [...] Es ist schon ein Unterschied, ob ich als Frau M. komme oder als Frau M. vom Hospizdienst; das ist schon eine Stärkung" (IP 11, Z. 722–729).*

---

95 Bundesministerium für Familien, Senioren, Frauen, Jugend (2009): Freiwilligensurvey.

Es wird deutlich, dass das Engagement eine individuelle und gesellschaftliche Ressource ist. Wertschätzung und Anerkennung werden unterschiedlich wahrgenommen und erlebt und in Verbindung mit der Rolle als Ehrenamtliche genannt. Zugleich fühlen sich Ehrenamtliche unterstützt und sicherer, wenn sie zu einer Institution bzw. zu einem Verein gehören. „Ehrenamt ist unbezahlte Tätigkeit, aber unbezahlbar", so lautet einer der vielzitierten Sätze in der aktuellen gesellschaftlichen Diskussion. Das heißt auch, dass die Rahmenbedingungen fair und verlässlich und aufeinander abgestimmt sein müssen.

Ehrenamtliche wünschen sich einen kooperativen Arbeitsstil in der Zusammenarbeit und ein Bewusstsein dafür, dass sich Haupt- und Ehrenamtliche auf Augenhöhe in unterschiedlichen Rollen und Funktionen begegnen. Wenn Aufgaben von Haupt- und Ehrenamtlichen in ihren Unterschieden klar genannt und anerkannt werden, kann eine gleichberechtigte Zusammenarbeit entstehen. Es geht darum, ein Bewusstsein zu kultivieren, dass gerade die Unterschiedlichkeit in der Zusammenarbeit wertvoll und kostbar ist und auch Konflikte, Meinungsverschiedenheiten und Spannungen dazugehören. In dieser wertschätzenden und anerkennenden Zusammenarbeit bildet sich Sozialkapital, wenn Menschen sich mit anderen für andere engagieren.

„Soziales Kapital bildet sich in den Strukturen der Bürgergesellschaft. Bereits Alexis de Tocqueville erkannte vor mehr als 150 Jahren dessen Bedeutung: Die Vereine und Verbände sind das Herzstück einer lebendigen Demokratie, denn in ihnen werden ‚Bürgertugenden' eingeübt. Mit dem Begriff des sozialen Kapitals werden vornehmlich drei Dinge beschrieben: Netzwerke bürgerschaftlichen Engagements, Normen generalisierter Gegenseitigkeit und soziales Vertrauen. Mit diesen drei Elementen wird die gesellschaftliche Koordination und die Kooperation zwischen Individuen erleichtert."[96]

Eine der befragten Ehrenamtlichen formuliert in den Interviews, dass es in Alten- und Pflegeheimen eine unsichere und für sie mangelhafte Zusammenarbeit gibt. Da es sich dabei jedoch keineswegs um eine Einzelwahrnehmung handelt, wie

96 Deutscher Bundestag, Bericht der Enquete-Kommission „Zukunft des Bürgerschaftlichen Engagements", Drucksache 14/8900, Berlin 2002, 34.

andere Erfahrungen aus der Praxis zeigen, soll dieser Gedanke hier aufgeführt werden.[97]

> *„Das Personal ist so dünn gesät, dass man sie häufig gar nicht sieht. […] Wir melden uns an, wenn die Möglichkeit besteht. […] Sie haben mir nicht Bescheid gegeben, dass der Herr gestorben ist und da habe ich Luft rausgelassen: ‚Ich komme jetzt ein Jahr hierher und Sie sind nicht in der Lage mich anzurufen.' […] Die haben sich fünfmal entschuldigt; sie sind betroffen, hilflos, restlos überfordert; in den meisten Fällen wirklich Unterbesetzung des Personals" (IP 08, Z. 253–290).*

97 Die Ansprechstelle im Land NRW zur Palliativversorgung, Hospizarbeit und Angehörigenbegleitung (ALPHA) hat das Thema aufgrund der Dringlichkeit und Aktualität in einer Auftaktveranstaltung „Gemeinsam auf dem Weg. Hospizkultur und Palliativversorgung in Pflegeeinrichtungen in Nordrhein-Westfalen" am 21. Oktober 2014 in Bochum aufgenommen: „700 Menschen, die in Pflegeheimen, in ambulanten Hospizdiensten, in Palliativteams, in der Politik und im Gesundheitswesen tätig sind, folgten dieser Einladung. Die Nachfrage war so groß, dass nicht alle Interessierten teilnehmen konnten." (www.alpha-nrw.de).

5.2.5.3 Fazit

Ehrenamtliche nehmen sich als Vertrauensperson wahr, die Sterbende und ihre Angehörigen mit mitmenschlichen Haltungen auf ihrem letzten Weg begleiten. Das ist eine konkrete und alltagstaugliche Rollenzuschreibung. Zugleich ermöglicht diese Zuschreibung eine deutliche Positionierung im interdisziplinären Team. Als Vertrauensperson, die empathisch und in solidarischer Mitmenschlichkeit begleitet, grenzen sich Ehrenamtliche bewusst von funktionalen Dienstleistungen wie Pflege, Medizin, Sozialarbeit sowie anderen Therapeuten ab. Ob sich Ehrenamtliche tatsächlich als Teil eines Teams (vor allem in der häuslichen Versorgung) verstehen, kann nicht eindeutig beantwortet werden. Es ist selbstkritisch anzumerken, dass die Interviewleitfrage dazu hätte präziser gestellt werden müssen. Wertschätzung und Anerkennung, die sich in dialogischer Zusammenarbeit zeigt, sind wesentliche Elemente einer zeitgemäßen Engagementkultur.

Übereinstimmung mit dem Leitbild der DHPV-Arbeitsgruppe Ehrenamt

1. *Unsere Werte*

   „Dem sterbenden Menschen begegnen wir ganzheitlich, als einer Persönlichkeit mit körperlichen, seelischen und geistigen Bedürfnissen. Dadurch kann eine vertrauensvolle Beziehung zwischen Ehrenamt und den Betroffenen entstehen.

5. *Unser Anspruch an die Dienste und Einrichtungen der Hospiz- und Palliativversorgung*

   „Die Arbeit findet in multiprofessionellen Teams und Netzwerken auf ‚gleicher Augenhöhe', partnerschaftlich und in gegenseitiger Wertschätzung statt."

8. *Außenbeziehung und Vernetzung*

   „Die Vernetzung unserer eigenen vielfältigen Aufgabenbereiche, aber auch die Kommunikation und Kooperation mit anderen Berufsgruppen und Institutionen sehen wir als wesentlichen Bestandteil unserer Arbeit."

5.2.6 Persönliche Veränderungen

Interviewleitfrage: Wie hat die Hospizarbeit Sie persönlich verändert?

In der sechsten Frage benennen Ehrenamtliche Veränderungen ihrer Persönlichkeit durch ihr Engagement. Aus den Antworten auf diese Frage wurden folgende Kategorien als zusammenfassende Kernaussagen der Interviewpartnerinnen abgeleitet.

1. *Leben bewusst wahrnehmen und gestalten*
2. *Offene Auseinandersetzung mit dem Tod*
3. *Gewinn an Sensibilität und Gelassenheit*

5.2.6.1 Leben bewusst wahrnehmen und gestalten

Die Begleitung Sterbender hat Auswirkungen auf die eigene Persönlichkeit. Der „Unterricht" an den Sterbebetten, wie Hilde Domin[98] ein Gedicht überschreibt, bleibt nicht ohne Auswirkungen auf die Selbstgestaltung und Lebensführung. Hier wird das Potenzial von Hospizarbeit als Lehr- und Lernort für eine kluge Lebensführungskompetenz deutlich, und der Tod erscheint geradezu als „finales Argument"[99], um das Leben gestalten zu lernen. Geführte Gespräche, erlebte Trauer von Sterbenden und Angehörigen, wahrgenommene Schmerzen, eigene Gedanken und Gefühle über die Endlichkeit sowie alles Dasein für und mit dem anderen wirken im Selbst fort, müssen verarbeitet und folgerichtig in die Strukturen und Formen der eigenen Existenz integriert werden. Menschen, die andere an die Grenze des Lebens begleiten, sprechen davon, dass das Ehrenamt für sie ein wesentlicher Impulsgeber für eine bewusstere Lebensführung ist:

> *„Bewusst wahrnehmen, zum Beispiel die Natur [...]. Voll Vertrauen dem Leben gegenüber sein und ich habe auch keine Angst vor dem Tod. [...] Als ob ich einen kleinen Vogel auf der Schulter hätte, der sagt: ‚denk dran, du wirst irgendwann sterben.' Aber nicht ständig immer ständig dran denken, sonst würde man nicht zum Leben kommen. Aber das Wahrnehmen, dass es irgendwann auf uns alle zukommt. [...] Ich bin dankbar für viele Dinge, die man erleben darf [...] sehr bewusst leben und genießen" (IP 05, Z. 223–251).*

> *„Was ist eigentlich das Leben wert? Was nützt mir der dickste Mercedes draußen, wenn ich jetzt im Sterben liege und hab die Prognose vom Arzt, ich kann nur noch sechs Monate leben. Was ist dann Leben, ne? Dann ist eigentlich nur Zuneigung, Freunde, die zu einem halten, menschliche Nähe. Das ist was Lebenswertes" (IP 13, Z. 704–709).*

98 Domin (2011): Gedichte, 65–66.
99 Schmid, Wilhelm (1998): Philosophie der Lebenskunst, 88.

> *„Man lernt immer noch weiter und auf sich auch selbst zu achten. […] Das ist so viel Dankbarkeit da und […] es gibt so viele Sachen, die echt nicht so wichtig sind. Ob ich nun jede Woche mein Fenster putze, das ist wirklich nicht so wichtig, wie vielleicht mich irgendwo eine Stunde hinzusetzen, auch alleine mich mal hinzusetzen und mir selbst mal Zeit zu gönnen. Also das bringt einem unheimlich viel, es verändert viel und es bereichert auch unheimlich das Leben, finde ich"* (IP 17, Z. 776–783).

An den Tod mitten im Alltag zu denken und die eigene Lebendigkeit mit allen Sinnen, mit Genuss und Wohlbefinden zu empfinden, ist kein Widerspruch. Es ist eine der ältesten Übungen der Menschheit und seit vielen Jahrtausenden Teil unserer Kultur. Von der Antike, den Ägyptern und aus der biblischen Weisheitslehre können wir lernen, wie der Tod zu einem Wegweiser und Lehrer für das eigene Leben werden kann, wenn ihm nicht ausgewichen wird. Der Lebenskunstphilosoph Wilhelm Schmid spricht davon, dass es Teil der klugen Lebensführung ist, sich mit dem Tod zu befreunden. Es geht darum, den Tod nicht als Gegner des Lebens wahrzunehmen, sondern als Freund, der auch dazu da ist, durch die begrenzte Zeit den Wert und die Kostbarkeit des Lebens zu erfassen.[100]

> *„Lebe noch intensiver als früher […] Das Leben mit allen Sinnen zu leben, das Leben ist so kurz, ich habe dieses Jahr vier Begleitungen gehabt von Menschen unter 50 Jahren"* (IP 21, Z. 660–665).

Die Begleitung Sterbender ist ein ganz praktisches und modernes Beispiel für die Kunst des Lebens (ars vivendi), zu der immer auch die Kunst des Sterbens (ars moriendi) gehört. In den Zitaten wird deutlich, dass Lebensintensität angesichts der bewussten Wahrnehmung von Vergänglichkeit zunimmt und Lebensprioritäten überprüft und verändert werden. Die ethische Grundsatzfrage nach dem guten Leben wird neu gestellt und klammert den Tod nicht mehr aus. Die Sinnfrage des Lebens bezieht die Endlichkeit mit ein. Lebenserfahrung und Todeserfahrung bilden in ihrer Gegensätzlichkeit eine Einheit und sind dynamisch aufeinander bezogen. „Was zählt in unserem Leben, sind doch die menschlichen

100 Schmid, Wilhelm (1998): Philosophie der Lebenskunst; ebenso: Heckmann/Burbach (2011): Übergänge.

Beziehungen und die Bedeutung, die wir für andere haben bis in unseren Tod hinein. Kein Sterbender bedauert, zu wenig gearbeitet, wohl aber zu wenig geliebt zu haben und möglicherweise geliebt worden zu sein. Was zählt, sind diese zeitlosen Momente, wo wir uns einander überlassen, wo sich unsere Leben berühren, in denen sich unser Leben leibhaftig und erzählend verwebt mit dem Leben eines anderen Menschen und etwas aufleuchtet von dem Glück, der Freude und Dankbarkeit, dem Geschenk des Daseins."[101]

101 Heller (2013): Bedauernisse Sterbender, 10.

5.2.6.2 Offene Auseinandersetzung mit dem Tod

Im Gegensatz zu Siegmund Freud, der davon sprach, dass der „Tod aus dem Leben verbannt und totgeschwiegen würde, als gäbe es ihn nicht"[102], ist für Ehrenamtliche der Tod kein Tabuthema mehr. Die Gespräche zeigen, dass der Tod als immanenter Teil des Lebens verstanden wird. In der Hospizarbeit Tätige zeigen eine offene Haltung gegenüber ihrer Sterblichkeit und akzeptieren, dass sie, wie jeder andere Mensch auch Angst vor dem Tod haben.

> *„Ich rede da ganz offen inzwischen drüber. Ich sag auch, dass ich Angst habe vor dem Tod. Dann muss ich mich nicht verstecken. Ich kann auch nicht beantworten, was nach dem Tod ist. [....] Aber dass ich das Thema rausbringe in die Welt, das tue ich schon" (IP 04, Z. 289–293).*

> *„Dass ich mich sehr mit dem Tod auseinandergesetzt habe, dass ich zum Tod eine andere Sichtweise bekommen habe, dass meine Ängste verloren gegangen sind, dass ich insgesamt anders damit umgehe" (IP 18, Z. 396–398).*

Ängste gegenüber dem Tod sind vielfältig: Angst vor der Vorstellung, nicht mehr zu existieren, Angst vor dem Verlust von Beziehungen, Aufgaben, Leiblichkeit und Materiellem, Angst vor dem Unbekanntem, vor dem, was nicht zu kontrollieren ist, Angst vor dem Zustand des Totseins und vor der Frage: Was kommt danach? Angst ist ein Grundelement im menschlichen Leben, das je nach Ausprägung die Entfaltungsmöglichkeiten und die Funktionstüchtigkeit des Individuums beeinträchtigen kann. Angst verweist etymologisch auf die Begriffe „Enge", „Bedrängnis", „Ungewissheit", „Erregung".[103] Die Aussagen Ehrenamtlicher zeigen, dass Menschen, die sich bewusst mit ihrer Endlichkeit auseinandersetzen, Bewältigungsmöglichkeiten für einen Umgang mit ihrer Vergänglichkeit finden, und dennoch bleibt die letzte Frage bestehen, ob es leicht- oder schwerfallen wird, das Leben zu verlassen. Zugleich werden Lebendigkeit und Sterblichkeit konkreter

102 Freud (1974): Zeitgemäßes über Krieg und Tod, 50.

103 Kluge (2011): Etymologisches Wörterbuch, 45.

aufeinander bezogen, so dass das Bewusstsein für die Immanenz des Todes zu fruchtbaren Auswirkungen führt. Die Offenheit, die sie gegenüber Sterben und Tod entwickelt haben, stärkt ihr Bewusstsein für die Geschehnisse des Lebens:

> *„Warum plane ich nur meine Geburtstagsparty, ich möchte auch meine Beerdigung planen. Und dann habe ich auch eine Liste, wer kommen soll, wie das ablaufen soll. Das ändert sich auch, habe das mit meinen Jungs besprochen“ (IP 12, Z. 598–604).*

> *„Es hat zu mehr Ehrlichkeit und Offenheit in meiner Familie geführt. Nachdem ich den Kurs gemacht habe, habe ich Gespräche mit Eltern und Schwiegereltern geführt. [...] Daraus sind wirklich viele schöne Gespräche entstanden. [...] Was wünschen sich Eltern für später“ (IP 16, Z. 302–312).*

Vorbereitungskurse und praktischer Unterricht an den Sterbebetten führen Ehrenamtliche in eine selbstbewusstere Auseinandersetzung. Sie haben sich auf den Weg gemacht, sich der Vergänglichkeit anzunähern, und können deshalb befreiter und aufgeschlossener mit ihren Mitmenschen ins Gespräch kommen. Aus Phänomenen, die lange Zeit verdrängt wurden, sind Gesprächsthemen geworden, die zu einer neuen Verbundenheit und Klarheit geführt haben.

5.2.6.3 *Gewinn an Sensibilität und Gelassenheit*

Eine höhere Wahrnehmung und Sensibilität für die eigene Person und für zwischenmenschliche Beziehungen prägen Hospizmitarbeiter. Sich selbst und den anderen sensibel wahrzunehmen ist Ausdruck von kluger Selbstsorge und Fürsorge. Die Lernerfahrungen zeigen, dass Hospizarbeit einen geeigneten Rahmen bietet, indem ein Zugang zum achtsamen Sein entwickelt werden kann, der sich in sensibler Wahrnehmung widerspiegelt.

> *„Bin sensibler geworden; habe mich von Beziehungen und Freundschaften getrennt, weil kein Gesprächsstoff mehr da war. [...] Dass ich da auch gelernt habe, mich verabschieden zu können und zu dürfen. [...] Weil ich eigentlich auf alles viel sensibler reagiere" (IP 11, Z. 889–896).*

Nach Gelassenheit sehnen und streben viele Menschen in einer beschleunigten Gesellschaft, die als Haltung geradezu überlebensnotwendig erscheint. Aus den Gesprächen mit Ehrenamtlichen wurde deutlich, dass das präsente Dasein in Sterbebegleitungen eine Möglichkeit eröffnet, sich in dieser Haltung, die mit innerer Ruhe, Ausgeglichenheit, Unerschütterlichkeit sowie notwendiger Distanz assoziiert wird, einzuüben. In Wahrigs Deutschem Wörterbuch wird Gelassenheit mit „maßvoll in der Gemütsbewegung" übersetzt. „Das in sich ruhende, ausgeglichene Selbst ist das eigentlich freie Subjekt, denn es ist am ehesten in der Lage, sich der Macht anderer oder anonymer Verhältnisse nicht auszuliefern, sondern über sich selbst die größte Macht zu haben und sich selbst zu eigen zu sein, wie Seneca die Seelenruhe beschreibt."[104] Gelassene Menschen sind nicht permanent Handelnde und Machende, sie versuchen immer wieder Raum für einen reflektierten Verzicht des Handelns zu eröffnen. Sterbeprozesse haben ihre eigene Zeit und entziehen sich der Beschleunigung, wenn Mensch und Technik nicht eingreifen. In Tages- und Nachtbegleitungen ist eine hohe und aktive Ausdauer in wartender Präsenz zu entwickeln. Wenn Begleiterinnen sich auf die Herausforderungen am Sterbebett einlassen können und diese auch zulassen wol-

104 Schmid (1998): a. a. O., 393.

len, kann sich daraus eine Haltung der Gelassenheit entwickeln, die sich in der eigenen Biografie festigt und verankert.

> *„Bin auch gelassener geworden; Gelassenheit ist so ein Eckpunkt, den habe ich hier jetzt öfter gespürt; gelassener im Leben" (IP 03, Z. 878–881).*

> *„Alltägliche Probleme, Ärgernisse, die vielleicht ganz groß vorkamen, die werden ganz klein. […] Man kriegt wirklich guten Blick für das, was wichtig ist. […] Ich bin gelassener, viel gelassener geworden" (IP 14, Z. 307–319).*

Gelassenheit ist damit ein Gewinn für die innere Freiheit und Weite. Menschen, die gelassen sind, sind unabhängiger als andere. Sie nehmen Distanz zu den Dingen ein und lassen sich nicht vereinnahmen. Vielleicht darf man gelassene Menschen als Freigeister mit einem weiten Herzen und klarem Verstand bezeichnen. Von einem gelassenen Menschen begleitet zu werden ist wohltuend für die Sterbenden und zugleich eine lebensdienliche Einstellung für die Begleitung.

5.2.6.4 Fazit

Die Ehrenamtlichen verdeutlichen, dass die Begleitung Sterbender für sie ein wichtiger Wegweiser zu einer bewussten Lebensgestaltung ist. Sie zeigen anhand praktischer Beispiele, was Lebenskunst angesichts der Endlichkeit bedeutet. Ehrenamtliche investieren in Begleitungen, indem sie ihre Zeit, Präsenz und Kompetenzen als Gaben zur Verfügung stellen. Zugleich wird in den Gesprächen deutlich, dass sie für ihre eigene Lebensführungskompetenz profitieren. Die offene Auseinandersetzung mit der Endlichkeit für sich selbst, aber auch mit anderen, ist selbstverständlicher geworden. Es ist kein Widerspruch, wenn Hospizmitarbeiter eigene Ängste formulieren und zugleich sagen, dass sie sensibler, offener und gelassener geworden sind. Am Ende des Lebens ist eher die gelassene als die aktive Haltung, eher die entspannte als die angespannte Haltung notwendig, um Menschen in der letzten Lebensphase beizustehen und sich auf sie einlassen zu können.

6. Impulse für die Praxis

1. Es gibt vielfältige Motive für ehrenamtliches Hospizengagement: Persönliche Verlusterfahrungen, Suche nach sinnstiftenden Aufgaben sowie gesellschaftliche Verantwortung zur Entwicklung einer zeitgemäßen Sterbe- und Trauerkultur. Diese Beweggründe sollten im Vorbereitungskurs präsent sein.

2. Die hohe Priorität und der hohe Anteil von biografischer Selbstreflexion und Selbsterfahrung sollten beibehalten werden, wobei zu beachten ist, dass das Wissen um eigene Ängste und Wünsche von einem Viertel der Befragten höchstens als mit „teils, teils" angegeben wird. Das Gleiche gilt für die Fähigkeit, achtsam mit sich selbst umzugehen.

3. Die umfassende und facettenreiche Vermittlung von psychosozialem, medizinisch-pflegerischem, rechtlichem und kultur- und religionsbezogenem Fachwissen in Hospizkursen sollte beibehalten werden. Folgende Themen können im Vorbereitungskurs vertieft werden, wie Ergebnisse der quantitativen Erhebung zeigen:
   - Kenntnisse typischer Symptome am Lebensende
   - Hospizentwicklung, Grundkenntnisse über Palliativnetze und SAPV
   - Dokumentation

   Folgende Themen könnten darüber hinaus gegebenenfalls in Fortbildungen und Zusatzveranstaltungen vertieft werden, wie Ergebnisse der quantitativen Erhebung zeigen:
   - Traueraufgaben, Trauererleben, Trauerbewältigung
   - Möglichkeiten der nonverbalen Kommunikation
   - Verschiedene Bestattungskulturen
   - Patientenverfügung

   Zum Fragenblock der Themengebiete „Trauernde Kinder" und „Kinderhospiz" gaben mehr als 80 % der Befragten an, dass sie in diesem Bereich nur eingeschränktes Wissen haben. Hier ist auf die Möglichkeit einer Zusammenarbeit mit Kinderhospizvereinen oder dafür spezialisierten Vereinen in Niedersachsen (Osnabrück, Oldenburg, stationäres Kinderhospiz Syke) hinzuweisen.

4. Die zehn meistgenannten Haltungen konkretisieren das Hospizprofil der Ehrenamtlichen und zeigen, dass der Vorbereitungskurs ein Ort der ethischen Bildung ist.

5. Schweigen, Stille und Passivität sind schwierige Situationen für Ehrenamtliche. Darauf sollte in Hospizkursen stärker eingegangen werden, damit die Ehrenamtlichen einen angemessenen Umgang mit diesen Phänomenen entwickeln. Meditations- und Achtsamkeitsübungen können dazu verstärkt implementiert werden, um die bedeutsame Haltung der Gelassenheit und die Kunst des Schweigens einzuüben.

6. Die systemische Arbeitsweise ist eine wichtige Ressource für die Begleitung. Wenn Sterbende und Angehörige in ihren Beziehungsnetzwerken und Verwicklungen wahrgenommen werden, dient dies der Wirksamkeit und zugleich Entlastung von Begleitenden. Der Umgang mit Konflikten und Konkurrenzen in Familiensystemen sollte bereits in Vorbereitungskursen thematisiert werden.

7. Supervisionen, Fortbildungen und professionelle Ansprechpartnerinnen dienen der Qualitätssicherung und sollten Standard sein.

8. Ehrenamtliche verstehen sich in der Hospiz- und Palliativversorgung als professionelle Vertrauenspersonen, die in der dialogischen Zusammenarbeit im Versorgungssystem wertzuschätzen und anzuerkennen sind.

9. Entwicklung, Selbstverständnis und Selbstbewusstsein des bürgerschaftliches Engagements sind verstärkt zu thematisieren, um das Profil des Ehrenamtes insgesamt zu schärfen und zu kommunizieren.

10. Ehrenamtliche Hospizmitarbeiterinnen und -mitarbeiter sind Vorbilder einer bewussten Lebensführung angesichts der Endlichkeit. Lebensfreude und Offenheit gegenüber der Endlichkeit werden zusammen gelebt und wirken in die Gesellschaft hinein.

7. Fachtag: Qualifizierung des Ehrenamtes in der Hospiz- und Palliativversorgung in Niedersachsen

Präsentation der Forschungsergebnisse der Hochschule Hannover

Donnerstag 20. November 2014
Hochschule Hannover · Blumhardtstraße 2 · Hannover

HOSPIZ LAG NIEDERSACHSEN E.V.

Hospiz Stiftung Niedersachsen

Seit mehr als 20 Jahren gibt es in Niedersachsen ehrenamtliche Hospizarbeit.
Menschen begleiten Schwerstkranke und Sterbende und spenden dafür Zeit. Sie sind dabei eingebunden in ein Netzwerk aus verschiedensten Professionen.
Diese Ehrenamtlichen werden auf ihren Dienst vorbereitet und durch Fortbildungen und Supervisionen begleitet und gestärkt. Hierbei gibt es eine Vielzahl von unterschiedlichen Konzepten und Angeboten.
Wie gut sind Ehrenamtliche dadurch auf Ihre Tätigkeit vorbereitet, gibt es Bedarfe für die Zukunft?
Dieser Frage ist die Hochschule Hannover in einer Forschungskooperation mit der Hospiz LAG Niedersachsen und der Hospiz Stiftung Niedersachsen nachgegangen.
Im Rahmen dieses Fachtages möchten wir Ihnen die Forschungsergebnisse vorstellen.
Herzlich laden wir dazu ein.

Ulrich Domdey
Vorsitzender
Hospiz LAG Nds.

Rosemarie Fischer
Projektleiterin
Hospiz LAG Nds.

Veranstalter: Hospiz LAG Nds. e.V.
Fritzenwiese 117 · 29221 Celle
Fax 05141 - 21 98 55 - 9
info@hospiz-nds.de

Anfahrt S- Bahn (Üstra)
Linie 3 ab Hannover Hauptbahnhof, Rtg. Lehrte Celle bis Haltest. Karl-Wiechert-Allee oder Linie 4 ab Kröpke, Rtg. Roderbruch bis Karl-Wichert-Allee

Veranstaltungsprogramm

13.30 Stehkaffee

14.00 Begrüßung/Grußworte
Dekan Prof. Dr. Michael Eink, HS Hannover, Fakultät V
Ulrich Domdey, Vorsitzender Hospiz LAG Nds.e.V.
Cornelia Schütte-Geffers, Ministerium für Soziales, Gesundheit und Gleichstellung
Andrea Peschke, Vorstand Hospiz Stiftung Niedersachsen

Präsentation der Forschungsergebnisse „Nachhaltiges Ehrenamt in der ambulanten Hospizarbeit und Palliativversorgung in Niedersachsen"
Prof. Dr. Verena Begemann, Hochschule Hannover
Sabine Seidel, Hochschule Hannover, Geschäftsführerin „Netzwerk Pflege- und Versorgung"

16.00 Kaffee

16.30 Foren

1. Das Ehrenamt erforschen? Hospiz zwischen Pionierarbeit und Qualitätsmanagement. Wohin soll die Reise gehen?
   Ulrich Domdey
2. Wo stehe ich im interdisziplinären Team als Ehrenamtliche? Potenziale, Entwicklungen und Grenzen in der Zusammenarbeit.
   Rosemarie Fischer, Hospiz LAG, Projektleiterin
3. Aushalten als Schlüsselkompetenz des Ehrenamtes. Wie können wir uns darauf vorbereiten?
   Prof. Dr. Verena Begemann
4. Solidargemeinschaft zwischen Sterblichen und Sterbenden. Wie wird ehrenamtliche Hospizbegleitung von Sterbenden und Angehörigen wahrgenommen?
   Welche Rückmeldungen erhalten wir?
   Sabine Seidel

17.45 Abschluss *Rosemarie Fischer*

18.00 Ende der Veranstaltung

Gefördert vom Niedersächsischen Ministerium für Soziales, Gesundheit und Gleichstellung

Anmeldung bis 13.11.14 an info@hospiz-nds.de oder Fax 05141 - 21 98 55 - 9 · Keine Teilnehmerkosten

Der Fachtag hat gezeigt, dass die Hochschule ein Ort sein kann, an dem sich Haupt- und Ehrenamtliche sowie Studierende als zukünftige Professionelle begegnen und sich über eine motivierte und selbstbewusste Zusammenarbeit austauschen. Er ist ein Beispiel, wie Kooperation zwischen Wissenschaft und Praxis gestaltet werden kann, und soll dazu ermutigen, dass Hospizvereine und Hochschulen den Kontakt zueinander suchen, um Arbeitskontexte miteinander zu gestalten und somit voneinander zu lernen und zu profitieren.

In Arbeitsfeldern von Sozial-, Religions- und Heilpädagogik gehört die Zusammenarbeit zwischen Haupt- und Ehrenamt zum Alltag und bedarf daher der Aufmerksamkeit. Umso wichtiger und sinnvoller ist es, dass beide Seiten frühzeitig ihre Perspektiven und Positionen zu relevanten Themen in ihrer gemeinsamen Arbeit reflektieren.

Die Forschungsergebnisse bieten eine **wissenschaftsbasierte Ermutigung** für die hohe Zahl Ehrenamtlicher in Niedersachsen, um ihr gesellschaftlich bedeutsames Engagement selbstbewusst vertreten zu lernen. Dadurch gewinnt ehrenamtliche Sterbebegleitung an Wahrnehmung, Transparenz und Qualität. Das hospizliche Ehrenamt ist eine solidarische und mitmenschliche Tätigkeit, für die keine Ausbildung, wohl aber eine sorgfältige und qualifizierte Vorbereitung erforderlich ist. Die Vorbereitungskurse schaffen Resonanzräume, um lebensweltorientierte Erfahrungen von Frauen und Männern ins Gespräch und in die Reflexion zu bringen. Es erfolgen wechselseitige Lernprozesse, die Persönlichkeitsentwicklung und Vermittlung von relevantem Wissen für das Lebensende initiieren und verbinden: „Ich halte das hospizliche Ehrenamt im Sinne Humboldts für die wichtigste freiwillige humanistische Weiterbildung, die es in diesem Land gibt."[105] Lassen Sie sich von den Erfahrungen und Denkanstößen der ca. 100 Teilnehmerinnen und Teilnehmer für Ihre Arbeit vor Ort inspirieren.

105 Annelie Keil im Interview mit Susanne Fleckinger (2013): Praxis Palliative Care, 41.

7.1 Forum 1: Das Ehrenamt erforschen? Hospiz zwischen Pionierarbeit und Qualitätsmanagement. Wohin soll die Reise gehen?

Leitung: Ulrich Domdey, Vorsitzender Hospiz LAG Niedersachsen

Einheitliche Teilnahmebescheinigungen für Vorbereitungskurse mit überregionaler Anerkennung

> Einheitliche, von allen Hospizvereinen anerkannte Bescheinigungen über die Qualifikation der Ehrenamtlichen ermöglichen einen deutschlandweiten Einsatz ohne zusätzliche Fortbildungsanforderungen.

Als Beispiel wird die Situation einer langjährigen ehrenamtlichen Hospizmitarbeiterin genannt, die von Niedersachsen nach Bremen umgezogen ist und deren Qualifikation dort nicht anerkannt wurde. Sie sollte in Bremen erneut einen Vorbereitungskurs besuchen, um weiter als Begleiterin tätig sein zu dürfen.

Anwesende Koordinatorinnen erläutern, dass sie den Teilnehmenden ihrer Vorbereitungskurse ein selbst entworfenes Zertifikat ausstellen, das die Stundenzahl von Theorie und Praxis belegt und/oder die Teilnahme am Vorbereitungskurs mit Nennung der bearbeiteten Themen und des Praktikums.

Es entsteht die Idee, dass die Hospiz LAG Niedersachsen eine einheitliche Bescheinigung entwirft, die von allen Hospizgruppen und -vereinen verwendet und anerkannt wird. Dies setzt voraus, dass man sich über einheitliche Inhalte der Vorbereitungskurse verständigt.

Verbindliche Richtlinien zu thematischen Inhalten der Vorbereitungskurse

> Vorbereitungskurse sollten trotz grundlegender Schwerpunktthemen flexibel bleiben und hauptsächlich an den Bedürfnissen der Teilnehmerinnen ausgerichtet werden.

Es bestehen bereits bundesweite Vereinbarungen über die Themen in Vorbereitungskursen. Jedoch wird eingeräumt, dass diese allgemein verfasst sowie 15 Jahre alt sind und einer Überarbeitung bedürfen, um eine praktikable, der Vielfalt gerecht werdende Arbeitsgrundlage zu bieten. Die Teilnehmenden berichten, dass nach dem Celler oder Hamburger Modell vorbereitet wird bzw. auch eine Mischform der beiden Modelle praktiziert wird.

Es wurden gute Erfahrungen damit gemacht, dass in den Vorbereitungskursen die Kursdidaktik und Intensität einzelner Kursthemen stärker auf die Zusammensetzung und an den Bedürfnissen der Teilnehmenden ausgerichtet werden. Durch die einheitliche Festlegung von Themen durch Richtlinien, so scheint es einigen, würden die Vorbereitungskurse zu unflexibel. Allerdings sollten Themen wie Mundpflege, Kommunikation und Zuhören, Trauer und Demenz auf jeden Fall dabei sein, wobei die jeweils darauf verwendete Stundenzahl weiterhin flexibel und bedürfnisorientiert gehandhabt werden sollte.

Qualitätssicherung, Refinanzierung und politisches Bewusstsein im Ehrenamt

Qualitätsnachweise gegenüber Krankenkassen gestalten sich oft schwierig, weil die emotionale Tätigkeit des Ehrenamtes schwer darzustellen ist.

Der Katalog der refinanzierbaren Leistungen sollte sich mehr an den Bedürfnissen der Patienten und der Angehörigen orientieren.

Vollständige Refinanzierung birgt die Gefahr, dass Hospizverbände nicht mehr frei entscheiden und handeln können, sondern nach den Regeln von Krankenkassen und somit der Politik agieren müssen.

Bezüglich Qualitätsnachweis und Refinanzierung ist vonseiten der Ehrenamtlichen gesellschaftliche und politische Öffentlichkeitsarbeit notwendig.

Um Qualitätsnachweise gegenüber Krankenkassen zu erbringen, wäre es nötig zu klären, was die Qualität des Hospiz-Ehrenamtes ist und ausmacht. Es stellt sich die Frage, wie Emotionen greifbar gemacht werden können, um die ehrenamtliche Hospizarbeit gegenüber den Krankenkassen abrechnungsfähig zu machen. Es wird in die Diskussion eingebracht, dass viele Beratungen und weitere Angebote wie etwa die Trauerbegleitung nicht im Katalog der refinanzierbaren Leistungen aufgeführt sind. Es ist vielen Ehrenamtlichen nicht verständlich, warum die Krankenkassen sich nur nach den gesetzlichen Bestimmungen richten und nicht nach den Bedürfnissen der Patienten und der Angehörigen, da diese oft auch andere Angebote des Hospizvereins in Anspruch nehmen, die jedoch zurzeit noch nicht abrechenbar sind.

Es ist zu bedenken, dass bei der Refinanzierung auch im Auge behalten werden sollte, was Sozialpolitik mit den Ehrenamtlichen macht: Wird diese von der Politik oder auch den Krankenkassen eingekauft? Sollten deshalb auch Kosten über Spendengelder getragen werden, anstatt alles durch die Krankenkassen zu refinanzieren? Refinanziert würden dann zum Beispiel eher Fahrtkosten, um nicht bestimmte Bürgerschichten in Bezug auf das Hospizehrenamt zu diskriminieren. Eine offene Diskussion und Rückmeldungen aus der Praxis an die LAG darüber, was die Hospizgruppen benötigen, wären aus Sicht des Vorsitzenden Herrn Domdey hilfreich.

Neben der Sterbebegleitung ist auch die politische Öffentlichkeitsarbeit als ehrenamtliche Aufgabe notwendig. Allerdings scheuen sich viele Ehrenamtliche, mit Politikern in die Diskussion zu gehen. Hier wären Argumentationsgrundlagen durch die LAG wünschenswert. Herr Domdey merkt darauf an, dass er diese Scheu kennt und er schon oft erlebt hat, dass es auf manche Ehrenamtliche regelrecht abschreckend wirkt, wenn ihnen gesagt wird, dass sie gesellschaftspolitisch hochrelevante Arbeit leisten. Daher können die Vereine Frau Wegner, Frau Fischer oder ihn selbst gerne zu solchen Diskussionen mit politischen Landesvertretern einladen. Wobei er die Erfahrung gemacht hat, dass die Qualifizierung und Professionalisierung der Ehrenamtlichen deren Selbstbewusstsein steigert und eine reibungslose Zusammenarbeit, auch mit Politikern, fördert.

Einführung eines Mentoringsystems

> Gemischte Supervisionsgruppen von „neuen" und „alten" Ehrenamtlichen sowie die Einrichtung von Mentoren hilft Erfahrungen weiterzugeben und nutzbar zu machen.

Ein Mentoringsystem ist in einigen Hospizgruppen und -vereinen ansatzweise vorhanden. So werden Teilnehmende eines neuen Vorbereitungskurses in bestehende Supervisionsgruppen integriert. Die neue Vorbereitungskursgruppe bleibt also nicht ebenfalls als Supervisionsgruppe zusammen, sondern bestehende Supervisionsgruppen öffnen sich, um neue Ehrenamtliche aufzunehmen und so ihren Erfahrungsschatz mit diesen teilen zu können.

Es wird berichtet, dass ein Verein sich an einem Paten-System versucht hat, d. h. jeder neue Ehrenamtliche bekam einen erfahrenen Ehrenamtlichen als Paten zugeteilt. Leider sei dies in der Praxis gescheitert, wobei keine Gründe für dieses Scheitern ersichtlich wurden. Die Frage ist, ob hier der reflektierende Blick eines Außenstehenden hilfreich wäre.

Kriterien für den Einsatz Ehrenamtlicher

> Koordinatorinnen, die „ihre" Ehrenamtlichen gut kennen und Rückmeldungen über „Fehlbesetzungen" positiv nutzen, können eine optimale Passung zwischen Begleiter und Sterbenden erreichen.
>
> Bei akuten Einsätzen werden fast immer berentete, erfahrene Ehrenamtliche ausgewählt, weil diese im Gegensatz zu noch berufstätigen Ehrenamtlichen flexibler einsetzbar sind.

Auf die Frage, nach welchen Kriterien Ehrenamtliche für Begleitungen ausgewählt werden, berichten drei Koordinatorinnen von ihren Vorgehensweisen.

Sie legen Wert auf das persönliche Kennenlernen aller Ehrenamtlichen, etwa durch deren grundsätzliche Teilnahme an den Gruppenabenden oder über die eigene Leitung der Vorbereitungskurse, auch wenn diese Vorgehensweise umstritten ist. Außerdem seien bei den monatlichen Gruppenabenden die Gespräche über laufende Begleitungen einer der Hauptpunkte, um eine Basis zur Einschätzung der Ehrenamtlichen zu bekommen.

In akuten Situationen, also wenn es schnell gehen muss, entscheidet zumeist die Koordinatorin allein, da es dabei um eine zeitlich kurze Betreuung geht. In Akutsituationen wird daher oft eingesetzt, wer zuerst erreichbar ist.

Ebenfalls gilt die Regel, dass Ehrenamtliche mitteilen, wenn die Begegnung zwischen Sterbenden und Begleitperson nicht angenehm oder sympathisch ist. Dieses wurde als hilfreich und entlastend erlebt. In solchen nur selten vorkommenden Fällen wird eine andere Ehrenamtliche eingesetzt.

Allgemein wird festgestellt:

- dass die interessierten Ehrenamtlichen immer jünger werden und durch ihre Berufstätigkeit unflexibler sind, womit sich Einsatzprobleme ergeben – für den akuten Einsatz wird deshalb fast immer auf die „alten Hasen“ zurückgegriffen, die bereits berentet sind,

- dass Ehrenamtliche, die in der Pflege tätig sind bzw. waren, oft einfacher einzusetzen sind als Ehrenamtliche aus anderen Berufsständen,

- dass sich die Klientel der zu Betreuenden verändert. Immer häufiger sind diese vereinsamt und brauchen 24-Stunden-Begleitungen.

Zunahme von Begleitungen – Entlastung der Koordinatorinnen

> Die Refinanzierung der Personalkosten müsste von vielen Hospizvereinen viel besser ausgeschöpft werden.
>
> Bei der Vorfinanzierung von Personalkosten könnten finanziell gut gestellte Vereine weniger gut gestellte durch zinsfreie Kredite unterstützen.

Die Begleitungen nehmen kontinuierlich zu, und das damit verbundene Arbeitspensum ist für viele Koordinatorinnen mit ihrem Stundenkontingent (häufig Teilzeitstellen) nicht mehr zu leisten. Hier müssen die Stellen anhand eines vorgegebenen Schlüssels neu berechnet werden. Mögliche Refinanzierungen von Personalkosten über die Krankenkassen müssten viel besser ausgeschöpft werden. Ein Problem dabei ist jedoch, dass die Personalkosten oft vorfinanziert werden müssen und daran Neueinstellungen scheitern. Es wird angeregt, dass finanziell besser gestellte Vereine und Verbände anderen, weniger gut gestellten, zinsfreie Kredite zur Verfügung stellen, um diese Vorfinanzierungen von Personalkosten aufzufangen.

Bei Stundenaufstockungen wurden gute Erfahrungen mit dem Einsatz von zwei Teilzeit-Koordinatoren statt einer Vollzeit-Koordinatorin gemacht – einer mit Kompetenzen in der Sozialen Arbeit und einer anderen mit Kompetenzen in der Pflege.

Die vorhandene Flexibilität ist eines der höchsten Güter Ehrenamtlicher und sollte nicht durch parallele Begleitungen überstrapaziert werden

> Vorschriften schützen Ehrenamtliche einerseits vor Überlastung, schränken andererseits vorhandene Flexibilität ein. Ausnahmeregelungen sind notwendig und sollten zugelassen werden.

Dass Flexibilität vorhanden ist, zeigt sich in den insgesamt guten Erfahrungen bei kurzfristig laufenden, spontanen Einsätzen. Vor allem ist auch eine Flexibilität in Bezug auf die Austauschbarkeit nötig. Die Vorschrift, dass jede Ehrenamtliche nur einen Sterbenden begleiten sollte, schränkt zu sehr ein. Es gibt Situationen, in denen vier Ehrenamtliche zur Begleitung notwendig sind, um geforderte Zeiten abzudecken. Die Regel sollte bestehen bleiben, aber es gibt Ausnahmen.

Ebenso sollten mehrere Begleitungen parallel die Ausnahme sein – etwa wenn eine kurzzeitige akute Begleitung benötigt wird oder wenn der Patient sich besser fühlt, weniger Begleitung benötigt und dadurch eine zweite Begleitung möglich wird. Auch die Vernetzung mit Familienmitgliedern und die Reaktivierung alter

Netzwerke können hilfreich sein, um zeitliche Ressourcen der Ehrenamtlichen zu schützen.

Kompetenzen aus den eigenen Reihen zu internen Fortbildungen nutzen
Ehrenamtliche haben gute Erfahrungen damit gemacht, die eigenen Kompetenzen zum Beispiel für Vortragsabende zu nutzen. Ehrenamtliche verfügen häufig über einen großen beruflichen Erfahrungshintergrund und haben im Laufe ihrer Biografie viele Fortbildungen besucht.

7.2 Forum 2: Wo stehe ich im interdisziplinären Team als Ehrenamtliche? Potenziale, Entwicklungen und Grenzen in der Zusammenarbeit.

Leitung: Rosemarie Fischer, Hospiz LAG, Projektleiterin

Selbstverständnis – Ehrenamtliche Begleitung erfolgt professionell

> Ehrenamtliche werden auf ihren Dienst vorbereitet, regelmäßig fortgebildet und begleitet, so dass der Begriff „professionell" auch ohne Berufsbezeichnung und Lohnzahlung zu Recht angewendet wird.
>
> Gespräche und Dasein sind in ihrer Wirkungsweise zwar nicht messbar und nicht unmittelbar zu analysieren, aber dadurch nicht weniger wertvoll.
>
> Wer seine Kompetenzen als Begleitung selbst als „professionell" wahrnimmt, ist in der Lage, sich als Teil des Teams zu sehen sowie weiteren Teammitgliedern selbstbewusst und auf Augenhöhe zu begegnen.
>
> Um sich ohne Konkurrenzdenken gegenseitig zu unterstützen, ist es nötig, Grenzen, Kompetenzen und Aufgaben von Ehrenamtlichen und des Fachpersonals transparent zu machen.

Es wird berichtet, dass die Ehrenamtlichen in den Kursen vermittelt bekommen, dass sie „mittendrin stehen" und professionelle Helfer sind. Der Begriff „professionell" wird bei der Verwendung in Bezug auf das Hospizehrenamt nicht an der Bezahlung oder einer Berufsausbildung gemessen. Es geht darum, dass Ehrenamtliche auf ihren Dienst vorbereitet, regelmäßig fortgebildet und begleitet werden, denn das ist es, was Ehrenamtliche professionell macht.

Wichtig ist, die Ehrenamtlichen darin zu bestärken, sich selbst als professionell zu verstehen und wahrzunehmen, sich entsprechend als Teil des Teams zu sehen und ihre Arbeit auch vor Ärzten und Ärztinnen und Krankenschwestern/-pflegern als professionell zu vertreten bzw. ihnen auf Augenhöhe zu begegnen.

Teilnehmende bestätigen, dass es in der Praxis immer wieder ein anderes Erleben gibt. Es wird vermutet, dass ein gut ausgeprägtes professionelles Selbstverständnis der Kursleitung bzw. Leitung des Hospizvereins auch die professionelle Haltung der Ehrenamtlichen stärkt. Es gibt Ehrenamtliche, die dieses Selbstbewusstsein haben, andere dagegen brauchen immer wieder Bestärkung. Bestärkung kann auch durch Fort- und Weiterbildungen erfolgen, bei denen Ehrenamtliche ihr Wissen und ihre Erfahrung festigen und erweitern können.

Die Teilnehmenden halten fest, dass das Ehrenamt eigene Grenzen hat, keine Konkurrenz zu anderen Professionen darstellen will und auch nicht ersatzweise Aufgaben von diesen übernimmt. Dies setzt notwendigerweise voraus, dass ein jeweiliges Aufgaben- und Kompetenzprofil bekannt ist und damit auch geklärt wird, in welchen Bereichen man sich gegenseitig unterstützen kann.

Fest steht für alle, dass aufseiten der Ehrenamtlichen viele Kompetenzen vorhanden sind, aber es situationsbedingte Schwierigkeiten gibt, diese Kompetenzen wahrzunehmen. So gibt es etwa nicht immer einen eindeutigen „Vorher-nachher-Effekt“, der sofort eintritt, wie zum Beispiel bei der Verabreichung von Schmerzmitteln. Gespräche und Dasein sind in ihrer Wirkung viel weniger greifbar, aber dadurch nicht weniger wertvoll.

Interdisziplinäre Zusammenarbeit

> Eine eigene Definition von hospizlicher Haltung ist die Voraussetzung, um sich als Ehrenamtliche/r von anderen Fachkräften abzugrenzen und dennoch ein Gefühl von Teamzugehörigkeit zu entwickeln.
>
> Aufgrund der Rahmenbedingungen einer Begleitung haben Ehrenamtliche oft die besten Kenntnisse über den Ist-Stand des Sterbenden und sollten dieses Wissen selbstbewusst an das interdisziplinäre Team weitergeben. Wünschenswert wäre, dass weitere Teammitglieder den Wert dieses Wissens anerkennen und beim Hospizmitarbeiter

abfragen, statt Wissensweitergabe als Kompetenzanzweiflung zu verstehen.

Gruppentreffen, in denen ein guter Austausch über die Erfahrungen mit Sterbenden, Familie und Pflegepersonal erfolgt, unterstützen Ehrenamtliche darin, ihre Rolle als professionelles Mitglied im interdisziplinären Team zu finden.

Die Teilnehmerinnen halten fest, dass es wichtig sei, dass Ehrenamtliche für sich die hospizliche Haltung definieren, um Teil des interdisziplinären Teams zu werden und um sich von Fachkräften (Pflege, Seelsorge, Medizin, Sozialarbeit) abgrenzen zu können. Es wird deutlich, dass die durchaus spannungsvolle Aufrechterhaltung von Abgrenzung und Zugehörigkeit das eigene Profil in gutem Maße stärkt. Ehrenamtliche sollten wissen, welche Personen zum Team gehören und wie Systeme und Strukturen aufgebaut sind, in denen sie begleiten.

Es gibt eine Tendenz, dass viele Ehrenamtliche das Gefühl haben, sie seien im interdisziplinären Team das „fünfte Rad am Wagen“. Faktisch ist es so, dass Ehrenamtliche die meiste Zeit vor Ort erbringen und dementsprechend die besten Kenntnisse über den Ist-Stand und die Reaktionen des/der Sterbenden haben. Ärzte und Pflegekräfte erleben oft nur Momentaufnahmen. Daher fordern einige Teilnehmer, dass die weiteren Teammitglieder diese Erkenntnisse auch nutzen und beim Hospizmitarbeiter abfragen sollten. In der Realität kommt es jedoch häufiger vor, dass die Kenntnisse und Erfahrungen der Ehrenamtlichen nicht ausreichend anerkannt werden oder Ärzte das Gefühl haben, ihre Kompetenzen würden angezweifelt.

Die Rolle der Ehrenamtlichen im interdisziplinären Team ist Ersteren oft klar. Fraglich ist jedoch, ob diese Rolle dem Rest des Teams genauso klar ist, vor allem wenn sich dieses Team immer wieder neu zusammensetzt. Es stellt sich die Frage, wie es gelingen kann, den anderen Professionen wirklich deutlich zu machen, mit welcher Professionalität und mit welchen Aufgaben das Ehrenamt unterwegs ist.

Die Gruppe stellt fest, dass das Ehrenamt gestärkt werden sollte, dass dabei jedoch aufgepasst werden muss, dass nicht zu viel Druck und Verantwortung auf die Ehrenamtlichen übertragen wird. Hier sind die Gruppentreffen sehr hilfreich, in denen ein guter Austausch über die Erfahrungen mit Sterbenden, Familie und Pflegepersonal erfolgt.

Ehrenamt im System des Gesundheitswesens

> Ehrenamtliche beschreiben ihre Rolle als freiwillig gewählt, weil sie Zeit dafür haben und weil es ihnen Freude bereitet, zu Menschen zu gehen.
>
> Im Laufe der Jahre sind Hospizvereine immer mehr zu einem professionellen, regelfinanzierten Dienst im Dienstleistungssystem des Gesundheitswesens geworden.
>
> Dadurch haben sich die Ansprüche an die Verfügbarkeit des freiwilligen unentgeltlichen Dienstes verändert.
>
> Dokumentation, Qualitätssicherung, Professionalisierung und Kontrolle sorgen für einen Zwiespalt zwischen bürgerschaftlichem Engagement aus inneren Beweggründen und der systemgeforderten Transparenz nach § 39a SGB V.

Ehrenamtliche beschreiben ihre Rolle oft als freiwillig gewählt, weil sie Zeit dafür haben und weil es ihnen Freude bereitet, zu Menschen zu gehen. Die genannte Rollendefinition hat sich innerhalb der Hospizgeschichte ausgeprägt und wird von vielen Ehrenamtlichen zur Beschreibung ihrer Rolle genutzt.[106] Die Rolle in den unterschiedlichen Systemen von ambulant und stationär hat sich schleichend verändert. Der Hospizverein ist immer mehr zu einem professionellen, regelfinanziertem Dienst im Dienstleistungssystem des Gesundheitswesens geworden, in dem sich Pflegedienste, Hausärzte und Palliativmediziner bewegen. Das Ehrenamt sieht sich Ansprüchen an die eigene Verfügbarkeit gegenüber, die das Gesundheitssystem aufgrund der Finanzierung stellt, obgleich es ein freiwilliger unentgeltlicher Dienst ist.

106 Die Rollenbeschreibung kann durch diese Studie konkretisiert und erweitert werden, vgl. dazu Kapitel 5.2.5.

§39a SGB V – „Stationäre und ambulante Hospizleistungen" – ermöglicht es, Kosten für die Vorbereitung, Fortbildung und Begleitung Ehrenamtlicher durch die Krankenkassen zu refinanzieren, wenn diese bestimmten Anforderungen entsprechen. Damit bewegt sich ein ursprünglich rein bürgerschaftlicher, ehrenamtlicher Hospizdienst zu einem bestimmten Teil im Gesundheitssystem. Die Frage, ob diese Refinanzierungen einen Wettbewerb zwischen den einzelnen Hospizvereinen entzündet hätten, wird verneint.

Auf der einen Seite seien Qualitätsstandards und Kontrolle nicht gewünscht, sondern bürgerschaftliches Engagement, das aus inneren Beweggründen heraus agiert. Auf der anderen Seite möchte Ehrenamt seine Arbeit nachvollziehbar machen und teamzugehörig sein. *Ehrenamt bewegt sich daher oft zwischen Ablehnung und Zustimmung bezüglich Dokumentation, Qualitätssicherung, Professionalisierung und Kontrolle.*

Abhängig ist die Wahrnehmung der Rolle im Ehrenamt auch vom Ort der Begleitung (zu Hause, Alten- und Pflegeheim oder Palliativstation) und der Zusammensetzung im Team. Es wird von Erfahrungen berichtet, dass es sich auf der Palliativstation um ein kontinuierliches Team handelt. Hier sind Hospizmitarbeiter an der Palliativbesprechung beteiligt und verstehen sich als Teil des Teams. Im Alten- und Pflegeheim begegnen Hospizmitarbeiter häufig wechselndem Personal. Dort besteht eher das Gefühl, dass man nicht als Teil eines Teams, sondern eher als Angehörige behandelt wird, obwohl man gerne zum Team gehören würde.

Entlastung des Personals im Alten- und Pflegeheim

> Die Entlastung von Berufsgruppen als Auftrag von Ehrenamtlichen wird gespalten wahrgenommen und eingeschätzt. Entlastung birgt – neben freudvollen Aspekten – gewisse Gefahren, weshalb bei der Übernahme von entlastenden Aufgaben mit Vorsicht und Bedacht vorgegangen werden sollte.

Wenn Ehrenamtliche bei der Ausbildung von Medizin und Pflege als „Lehrende“ mitwirken, um ihr Wissen und ihre Erfahrungen weiterzugeben, hat das positive Auswirkungen auf ein wertschätzendes Miteinander.

Es kommt zur Sprache, dass Ehrenamtliche mit der Übernahme mancher Aufgaben bewusst das Personal entlasten. Nach Meinung anderer sollte man bei der Entlastung vorsichtig und aufmerksam sein, damit es nicht aufgrund der Anwesenheit der Ehrenamtlichen zu Personalkürzungen kommt oder der Pflegedienst innerhalb der häuslichen Betreuung eigene Aufgaben auf Ehrenamtliche überträgt. Dies gilt auch in Pflegeheimen mit personeller Unterbesetzung. Einige Teilnehmer sehen die Aufgabe der Ehrenamtlichen nicht in der Entlastung der beteiligten Berufsgruppen und fordern deshalb eine hohe Aufmerksamkeit bezüglich des eigenen Selbstverständnisses. Der Auftrag der Ehrenamtlichen wird weder von Ärzten noch vom Pflegepersonal, sondern immer von der sterbenden Person definiert. Wenn dieser Auftrag dann gleichzeitig Entlastung des Fachpersonals bedeutet, ist das zu akzeptieren.

Um die Ehrenamtlichen ins Team zu integrieren, wäre es wünschenswert, dass Pflegedienstleitung und Heimleitung die Pflegekräfte entsprechend anleiten. Es entsteht die Idee, schon frühzeitig damit zu beginnen, Wissen und Erfahrungen untereinander auszutauschen, indem Ehrenamtliche bei der Ausbildung von Medizinern und Pflegenden als „Lehrende“ mitwirken. Dadurch würde sich sicherlich auch der Umgang miteinander positiv verändern.

Teilnahme von Ehrenamtlichen an Dienstgesprächen und weitere Gegebenheiten als Zeichen der Team- und Systemzugehörigkeit

Die Bitte, an Dienstgesprächen teilzunehmen, wird von Ehrenamtlichen als Zeichen der Wertschätzung und Zugehörigkeit wahrgenommen. Zugleich sollten Ehrenamtliche reflektieren, inwieweit sie sich den Strukturen der medizinischen und gesundheitlichen Versorgung anpassen wollen.

> Wertschätzendes Miteinander und Anerkennung als Teammitglied erfolgt auch durch: Wahrnehmung von Ehrenamtlichen, Gespräch und Informationsaustausch, Teilnahme an Supervisionen sowie gemeinsame Fort- und Weiterbildungen.

Ehrenamtliche können die Teamzugehörigkeit unterstützen, indem sie versuchen, sich in die Strukturen der ambulanten bzw. stationären Teams hineinzudenken. Sie sollten sich einen Überblick darüber verschaffen, welche Strukturen vorherrschen und ob die Teilnahme an der Dienstbesprechung (der sogenannten Übergabe) erforderlich ist, um sich im Team wahrgenommen und diesem zugehörig zu fühlen. Es wird bemerkt, dass in den Dienstgesprächen der Unterschied im Selbstverständnis von Haupt- und Ehrenamtlichen deutlich wird. Für Hauptamtliche ist die Dienstbesprechung selbstverständliche Pflicht. Ehrenamtliche freuen sich über Einladungen zu diesen Gesprächen. Für sie ist die Teilnahme weder zwingend notwendig noch selbstverständlich. Manche nehmen nur teil, wenn sie es zeitlich einrichten können. Es wird gefordert, dass Ehrenamtliche mehr für ihre Anerkennung und Position im Team und System kämpfen müssten, anstatt in einem Gefühl von Machtlosigkeit zu verharren.

Einige Teilnehmer empfinden die Teilnahme an Dienstgesprächen nur dann als sinnvoll, wenn dort, wie zum Beispiel bei SAPV[107]-Teams, neben den Aufgaben der Pflege auch andere Dinge besprochen würden. Im Pflegeheim, wo bei der Übergabe fast nur pflegerische Aufgaben besprochen werden, halten sie eine Teilnahme der Ehrenamtlichen für überflüssig. Regelmäßige gemeinsame Dienstbesprechungen werden von einigen Teilnehmern sogar eher als Unterwerfung der Ehrenamtlichen unter die Struktur der medizinischen und gesundheitlichen Versorgung und als Einschränkung ihrer Handlungsfreiheiten in Bezug auf die Begleitung gesehen.

Sie sehen den Grund für Teamzugehörigkeit und Wertschätzung gegenüber Ehrenamtlichen eher darin,

107 SAPV=Spezialisierte, ambulante Palliativversorgung – § 37b und § 132d SGB V.

- dass diese in den Einrichtungen bekannt sind und sich als dazugehörig verstehen und vorstellen,

- dass die Hospizbegleitung angerufen wird, wenn sich das Befinden der sterbenden Person verschlechtert oder wenn er/sie gestorben ist,

- dass das Stationspersonal trotz häufigem Wechsel weiß, wer der/die Ehrenamtliche ist bzw. warum er/sie regelmäßig auf der Station anzutreffen ist – hilfreich kann hier das Tragen von Namensschildern sein und das Wissen darum, wer auf der Station als Fachpersonal und als weitere Ehrenamtliche tätig ist,

- dass Ehrenamtliche bestärkt werden, sich als teamzugehörig wahrzunehmen und sie beteiligte Berufsgruppen zum Gespräch ermutigen,

- dass die Wahrnehmungen und Erfahrungen der Ehrenamtlichen ernst genommen und von anderen Professionen erfragt werden bzw. deutlich wird, dass die Meinung der Ehrenamtlichen von den beteiligten Berufsgruppen geschätzt wird,

- dass Ehrenamtliche zur Supervision des Pflegepersonals eingeladen werden,

- dass es gemeinsame Fort- und Weiterbildungen von Ehrenamtlichen, Hauptamtlichen, Pflegekräften und Betreuungskräften nach §87b SGB XI gibt,

- dass Ehrenamtliche in Alten- und Pflegeheimen zu besonderen Anlässen Würdigung und Anerkennung finden.

7.3 Forum 3: Solidargemeinschaft zwischen Sterblichen und Sterbenden. Wie wird ehrenamtliche Hospizbegleitung von Sterbenden und Angehörigen wahrgenommen? Welche Rückmeldungen erhalten wir?

Leitung: Sabine Seidel, HS Hannover
Geschäftsführerin „Netzwerk Pflege- und Versorgungsforschung"

Wie werden Ehrenamtliche von Sterbenden und Angehörigen wahrgenommen?

> Die Begleitung eines Sterbenden beruht auf Vertrauen, Offenheit, kostbarem Miteinander und oftmals auf einem hohen Maß an Intimität.
>
> Sterbebegleitung beinhaltet in der Regel auch Begleitung der Angehörigen und erfordert hier ein besonderes Maß an Sensibilität, um von diesen als (unterstützender) Vermittler und nicht als Konkurrent wahrgenommen zu werden.

Es zeigt sich immer wieder, dass innerhalb kurzer Zeit Offenheit, Vertrauen und kostbares Miteinander zwischen Ehrenamtlichen und Sterbenden entsteht. Die Dynamik in den Begegnungen ist nicht vorherzusehen und erstaunt häufig durch eine hohe Intimität. Hier scheint die Unvoreingenommenheit eine wesentliche Rolle zu spielen. Ehrenamtliche werden als gut vorbereitet wahrgenommen, und man traut ihnen zu, dass sie sich mit dem Lebensende auskennen. Die Erfahrungen zeigen, dass die ehrenamtliche Begleitung als Entlastung und Bereicherung erlebt wird, wenn Ehrenamtliche die ersten Besuche getätigt haben.

Wichtig ist, dass die Angehörigen in ihrer Bedeutung gesehen werden und die Begleiter sich in das bestehende System einfügen. So gelingt es, Vertrauen zu schaffen. Angehörige sagen häufiger: „Wenn ihr erst mal da seid, ist es viel leichter." Ehrenamtliche werden von Angehörigen und Freunden als beruhigend wahrgenommen. Dagegen ist es für Ehrenamtliche schwierig, wenn Angehörige keinen Kontakt zu ihnen wünschen oder aufbauen (etwa im Alten- und Pflegeheim).

Ebenso darf man nicht verdrängen, dass Angehörige auch eifersüchtig werden können und sich zurückziehen, wenn sie spüren, dass Ehrenamtliche zu engen Vertrauten der Sterbenden werden. Angehörige können sich dann ausgegrenzt fühlen. Hier braucht es die Sensibilität der Ehrenamtlichen, die sie zum Vermittler in der Kommunikation zwischen Sterbenden und Angehörigen werden lässt.

Es kommt durchaus vor, dass nicht die Angehörigen, sondern die Ehrenamtlichen beim Tod anwesend sind. Dann ist es wichtig, dass später ein Gespräch stattfindet, um die Angehörigen im Sinne eines Vermittlers an den Wahrnehmungen beim Sterbeprozess teilhaben zu lassen.

Es wird festgestellt, dass nach Beendigung einer Begleitung oft kein Kontakt der Familie zum Hospizdienst erfolgt. Durchaus kommt es aber vor, dass nach Jahren eine Familie sich erneut meldet, wenn eine weitere Begleitung notwendig ist. Dann erinnern sie sich gerne an die hilfreiche Unterstützung.

Wie viele neue Rollen verträgt ein Familiensystem?

> Der passende Beginn einer Begleitung ergibt sich oftmals in einem Spannungsfeld zwischen den Bedürfnissen des Sterbenden, den Bedürfnissen der Angehörigen und den Ansprüchen der weiteren beteiligten Fachpersonen.

Zu Beginn einer Begleitung geschieht es, dass Angehörige mit einer Vielzahl von Personen und Berufsgruppen konfrontiert werden: Mitarbeiter der SAPV, Seelsorge, Hospiz, Freunde. Hierdurch verzögert sich die Reaktion der Angehörigen auf Hospizangebote oft. Die Gefahr der Fremdbestimmung ist hier achtsam von allen Beteiligten wahrzunehmen. Es sind insbesondere die verschiedenen Berufsgruppen gefordert, sich gut zu vernetzen und untereinander gute Absprache zu gewährleisten, damit der richtige Zeitpunkt für eine ehrenamtliche Hospizbegleitung erkannt wird. Auch wenn es zu einer ersten Absage für eine ehrenamtliche Begleitung kommt, sollte zu einem späteren Zeitpunkt das Hospizangebot neu gemacht werden.

Es kommt durchaus zu einem Spannungsfeld, wenn Sterbende keine Begleitung wünschen, die Angehörigen aber Unterstützung benötigen. Hier ist die Flexibilität von Ehrenamtlichen hilfreich, die sich auf unterschiedliche Beziehungsebenen einlassen können, auch weil sie nicht in alte Geschichten involviert sind. Ehrenamtliche sehen hin, hören hin, vermitteln und fühlen mit. In diesen Aufgaben sehen sie ihre originäre Rolle. Sie möchten einen Teil ihrer Zeit verschenken und zur Verfügung stellen und arbeiten unentgeltlich. Sie bestärken Angehörige, dass sie trotz allem auch ihre eigenen Bedürfnisse berücksichtigen dürfen und sollen.

Trauerbegleitung als Aufgabe und wichtiges Element in der Solidargemeinschaft

> Angehörige nehmen unterschiedliche Formen der Trauerbegleitung in Anspruch.

Bei Angehörigen besteht oftmals der Wunsch nach Begleitung auch über den Tod hinaus. In Bezug auf die Trauerbegleitung wird hervorgehoben, dass diese durch Eigeninitiative der Ehrenamtlichen gestaltet wird. Hilfreich für die Angehörigen ist oft eine Begleitung zum Trauercafé. Dadurch können Türen geöffnet werden. Wie wertvoll den Angehörigen die Trauerbegleitung ist, zeigt sich zum Beispiel sehr deutlich bei einem Jahrestreffen von Ehrenamtlichen und Angehörigen oder auch daran, dass Kontakte oft weiter bestehen bleiben. Zugleich wird festgestellt, dass viele Trauernde, die diese Angebote nutzen, nicht identisch sind mit der Gruppe der Angehörigen, die im Rahmen einer Sterbebegleitung betroffen waren.

Gründe, den Hospizdienst nicht zu nutzen

> Öffentlichkeitsarbeit dient der Wahrnehmung des Ehrenamtes und verdeutlicht Aufgaben und Nutzen von Ehrenamtlichen in der Hospizarbeit.

Es gibt unterschiedliche Gründe, warum der Hospizdienst nicht angefragt und genutzt wird: a) Unwissenheit über das Angebot, b) kein Bedürfnis nach Unterstützung, c) die Ressourcen der Angehörigen sind so erschöpft, dass diese keine

Kraft mehr haben, sich auf neue Personen einzulassen. Auch der gesellschaftliche Umgang mit Sterben, Tod und Trauer (Tabuthema und Mythos: „Wenn das Hospiz kommt, dann sterbe ich!“) sowie eigene Ängste können Faktoren dafür sein, dass die mögliche Unterstützung nicht genutzt werden kann. Darum ist die Öffentlichkeitsarbeit wichtig, um die Unterstützungsmöglichkeiten bekannter zu machen. Öffentlichkeitsarbeit dient der Wahrnehmung des Ehrenamtes und verdeutlicht Aufgaben und Nutzen von Ehrenamtlichen in der Hospizarbeit. Hospizarbeit ist in den letzten Jahren bekannter geworden. Dies belegt auch die Zunahme von Anfragen.

7.4 Forum 4: Aushalten als Schlüsselkompetenz des Ehrenamtes. Wie können wir uns darauf vorbereiten?

Leitung: Prof. Dr. Verena Begemann, Hochschule Hannover

Assoziationen zum Begriff „Aushalten"

> Die Feststellung „Das halte ich nicht mehr aus, hier muss jemand anderes für mich übernehmen!" zeugt von Stärke und Selbstachtsamkeit. Wer eigene Grenzen nicht erforscht und akzeptiert, wird versuchen, alles auszuhalten, und sich damit überfordern.

Die Konzentration auf den Sterbenden ist gut auszuhalten. Zugleich wird erklärt, dass Unbekanntes schwer auszuhalten ist, etwa wenn der Sterbeprozess über mehrere Tage verläuft und die Begleitung keine Kenntnisse über die Biografie des Sterbenden hat.

Die Unachtsamkeit, die Sterbenden und Angehörigen teilweise in Institutionen entgegengebracht wird, ist schwer auszuhalten. Im Aushalten gilt es weiterhin eigene Bedürfnisse wahrzunehmen und zu erleben. Wenn diese missachtet bzw. nicht befriedigt werden, ist das auf Dauer schwer auszuhalten.

Es gilt auch eigene Unzulänglichkeit, Ohnmacht oder Sprachlosigkeit auszuhalten. Dies hängt damit zusammen, dass wir gesellschaftlich mit der Erwartungshaltung geprägt wurden, immer etwas sagen oder tun zu müssen. Hier ist es bedeutsam, die eigene Sprachlosigkeit als Resonanzraum zuzulassen, dem Fühlen mehr Raum zu geben.

Wichtig ist es auch, sich ehrlich einzugestehen: „Das halte ich nicht mehr aus!" Als Beispiele dafür werden starke Aggressivität oder Freundschaftsangebote genannt. Hier hilft es, ein gewisses Maß an Durchlässigkeit zu entwickeln.

Zum Aushalten gehört eine notwendige Balance zwischen Nähe und Distanz. Diese ist schwierig zu erlangen und sollte in Vorbereitungskursen und Supervision geübt werden. Es gilt ein duales Gewahrsein zu entwickeln, mit dem sich Ehrenamtliche selbst genauso wahrnehmen lernen wie den Sterbenden, um sich gegebenenfalls schützen zu können.

Aushalten können verdeutlicht auch die Wucht und die Kraft des Ehrenamtes. Sollte der Terminus „Aushalten“ nicht besser mit „aktives Dasein im Nichtstun“ übersetzt werden?

„Aushalten“ als Thema in Vorbereitungskursen

> „Aushalten können“ kann erlernt werden und sollte deshalb Thema in Kursen, Supervisionen und Gruppentreffen sein, um realistische, definierende Ansprüche zu erarbeiten.
>
> Die Haltung „Ich kann alles aushalten!“ ist nicht das Ziel einer guten Vorbereitung, sondern: „Ich habe gelernt, was ich aushalten kann und was nicht.“
>
> Es ist ein hohes Maß an Achtsamkeit in Bezug auf eigene Grenzen und im Umgang miteinander sowie Vertrauen zur eigenen Sensibilität und Intuition nötig.
>
> Unterstützung durch Austausch und Reflexion, ein stabiles Umfeld, Stärkung des Selbstbewusstseins sowie die eigene Sprachlosigkeit als Resonanzraum zuzulassen sind weitere Grundbedingungen für eine hohe Belastbarkeit in Bezug auf „Aushalten können“.

Es ist hilfreich, sich auf Situationen vorurteilsfrei und mit Achtsamkeit einzulassen und dabei zu akzeptieren, dass man sich als Ehrenamtliche/r nicht auf jede Situation vorbereiten kann.

Ehrenamtliche sollen sich mit den eigenen Ängsten und Vorstellungen vom Sterben auseinandersetzen.

Teilnehmende formulieren die Wichtigkeit des Vertrauens ins Leben, in die eigene Person und in die Begegnung. Ebenso gilt es der eigenen Sensibilität und Intuition zu vertrauen und an der Stärkung des Selbstbewusstseins zu arbeiten. Eine stabile Persönlichkeit und ein stabiles Umfeld eröffnen Möglichkeiten zur Psychohygiene, genauso wie regelmäßiger Austausch und Reflexion darüber, was genau auszuhalten ist und was die eigenen Grenzen überschreitet. Es gilt ein Bewusstsein für das, was man aushalten oder nicht aushalten kann, zu schärfen und zu stärken.

„Aushalten“ sollte Thema in Vorbereitungskursen, Supervisionen und Gruppentreffen sein, um realistische Ansprüche zu erarbeiten, was unter dem Begriff zu verstehen ist. Hierzu können Rollenspiele, Fallbeispiele und Körperübungen sowie die Schulung systemischen Denkens genutzt werden, um den Ehrenamtlichen Wissen und Reflexionsangebote zum Thema „Aushalten“ zu eröffnen.

Eine gute Vorbereitung bedeutet nicht: „Ich kann alles aushalten“, sondern: „Ich habe gelernt, was ich aushalten kann und was nicht.“ Es ist wichtig, die eigenen Grenzen und Begrenzungen zu kennen und sich diese einzugestehen. Dies entlastet und nimmt Druck aus schwierigen Situationen.

8. Literaturverzeichnis

Aries, Philippe (1987): Geschichte des Todes. 3. Auflage, München: Deutscher Taschenbuchverlag.

Aristoteles (1989): Politik: Schriften zur Staatstheorie. Stuttgart: Reclam.

Aristoteles (1999): Nikomachische Ethik. Übersetzt und kommentiert von Franz Dirlmeier. Berlin: Akademie Verlag.

Begemann, Verena; Berthold, Daniel; Hillmann, Manfred (2013): Sterben und Gelassenheit. Von der Kunst, den Tod ins Leben zu lassen, Göttingen: Vandenhoeck & Ruprecht.

Begemann, Verena (2011): Hospizarbeit als prägende Erfahrung für das eigene Sterben. In: Burbach, Christiane; Heckmann, Friedrich (Hg.): Übergänge. Annäherungen an das eigene Sterben. Göttingen: Vandenhoeck & Ruprecht.

Begemann, Verena (Hg.) (2010): Der Tod gibt zu denken: Interdisziplinäre Reflexionen zur (einzigen) Gewissheit des Lebens. Münster [u.a.]: Waxmann.

Begemann, Verena (2006): Hospiz – Lehr- und Lernort des Lebens. Stuttgart: Kohlhammer.

Bieri, Peter (2013): Eine Art zu leben. Über die Vielfalt menschlicher Würde. München: Carl Hans Verlag.

Bimschas, Bärbel; Schröder, Achim (2003): Beziehungen in der Jugendarbeit: Untersuchung zum reflektierten Handeln in Profession und Ehrenamt. Opladen: Leske und Buderich.

Blümke, D.; Hartwig, C.; Fuchs-Enzminger, H.; Neumann, U.; Otto, P.; Rieffel, A. (2005): Qualitätsanforderung zur Vorbereitung Ehrenamtlicher in der Hospizarbeit. Hg. v. Bundesarbeitsgemeinschaft Hospiz e.V. Niederzier.

Borasio, Gian Domenico (2014): Über das Sterben: was wir wissen, was wir tun können, wie wir uns darauf einstellen. 2. Auflage, München: Deutscher Taschenbuchverlag.

Bosch, Erik (2011): Respektvolle Begegnung: selbstbestimmtes Leben. 2. Auflage, Arnhem. Bosch & Suykerbuyk Trainingszentrum B.V.

Bundesministerium für Familie, Senioren, Frauen und Jugend (2010): Hauptbericht des Freiwilligensurveys 2009. Zivilgesellschaft, soziales Kapital und freiwilliges Engagement in Deutschland 1999–2004–2009. Berlin.

Burbach, Christiane; Heckmann, Friedrich (Hg.) (2011): Übergänge. Annäherungen an das eigene Sterben. Göttingen: Vandenhoeck & Ruprecht.

Dahrendorf, Ralf (1977): Homo sociologicus : ein Versuch zur Geschichte, Bedeutung und Kritik der Kategorie der sozialen Rolle. 15. Auflage, Opladen: Westdeutscher Verlag.

Deutsche Gesellschaft für Supervision (2007): Supervision im Arbeitsfeld Hospiz/Palliative Care. Kurzdarstellung der Ergebnisse einer bundesweiten Befragung. Köln.

Deutscher Bundestag (2002): Bericht der Enquete-Kommission „Zukunft des Bürgerschaftlichen Engagements“, Drucksache 14/8900, Berlin.

Deutscher Hospiz- und PalliativVerband e.V. (Hg.) (2012a): Ambulante Hospizdienste. Orientierungshilfe für Vorstände sowie Mitarbeiterinnen und Mitarbeiter. Berlin.

Deutscher Hospiz- und PalliativVerband e.V.; Deutsche Gesellschaft für Palliativmedizin e.V. (Hg.) (2012b): Betreuung schwerstkranker und sterben-der Menschen im hohen Lebensalter in Pflegeinrichtungen. Grundsatzpapier zur Entwicklung von Hospizkultur und Palliativversorgung in stationären Einrichtungen der Altenhilfe. Berlin.

Dingerkus, Gerlinde (2006): Ressourcen entdecken und mobilisieren: Was kann Begleiter lebensbegrenzend erkrankter Kinder und ihrer Familien stärken. In: Deutscher Kinderhospizverein e.V.: Kinderhospizarbeit. Begleitung auf dem Lebensweg. Wuppertal: der hospiz verlag.

Domin, Hilde (2011): Sämtliche Gedichte. 5. Auflage. Frankfurt a.M.: Fischer.

Dörner, Klaus (2007): Leben und sterben, wo ich hingehöre: Dritter Sozialraum und neues Hilfesystem. Neumünster: Paranus-Verlag.

Ebert, Jürgen (2008): Reflexion als Schlüsselkategorie professionellen Handelns in der Sozialen Arbeit. Hildesheim: Olms.

Elias, Norbert (1982): Über die Einsamkeit der Sterbenden in unseren Tagen.
1. Auflage, Frankfurt a.M.: Suhrkamp.

Enax, Cornelia/Höppke, Winfried (2005): Wenn die Seele malt. Tagebuch eines Abschieds. Gütersloh: Gütersloher Verlagshaus.

Engelke, Ernst (2009): Die Wissenschaft Soziale Arbeit. Werdegang und Grundlagen. Freiburg im Breisgau: Lambertus.

Fleckinger, Susanne (2013): Ehrenamtlichkeit in Palliative Care. Zwischen hospizlich-palliativer Sorgekultur und institutionalisierter Dienstleistung. Wiesbaden: Springer VS.

Frankl, Viktor (2007): Ärztliche Seelsorge. Grundlagen der Logotherapie und Existenzanalyse. München: Deutscher Taschenbuch Verlag.

Frankl, Viktor E. (2002): ... trotzdem Ja zum Leben sagen. Ein Psychologe erlebt das Konzentrationslager. München: Deutscher Taschenbuch Verlag.

Franz, Margit (2002): Tabuthema Trauerarbeit. Kinder begleiten bei Abschied, Verlust und Tod. 6. Aufl. München: Don Bosco Verlag.

Freud, Siegmund (1974): Zeitgemäßes über Krieg und Tod. In: Studienausgabe. Band IX. Frankfurt.

Friedemann, Marie-Luise; Köhlen, Christina (2003): Familien- und umweltbezogene Pflege. 2. Aufl. Bern: Hans Huber Verlag.

Friedrichs, Jürgen (2011): Fachlexikon der Sozialen Arbeit, Hg. v. Deutschen Verein für Öffentliche und private Fürsorge, 7. völlig überarbeitete und aktualisierte Auflage, Baden-Baden: Nomos.

Goebel, Swantje (2012): Die eigene Sterblichkeit im Blick. Eine biographie-analytische Studie mit Hospizhelferinnen und Hospizhelfern. Paderborn: Wilhelm Fink Verlag.

Graf, Gerda; Klumpp, Martin; Neumann, Ursula; Schmidbauer, Horst (2011): Ehrenamt in der Hospizarbeit. Zehn Bausteine zur Erarbeitung eines Leitbildes. Ergebnisse aus der DHPV-Arbeitsgruppe Ehrenamt. Stand 26.05.2011. Hg. v. Deutscher Hospiz- und PalliativVerband e.V.

Gudjons, Herbert; Wagener-Gudjons, Birgit; Pieper, Marianne (2008): Auf meinen Spuren: Übungen zur Biografiearbeit. Bad Heilbrunn: Klinkhardt.

Habermas, Jürgen (1981): Theorie des kommunikativen Handelns Bd. 2.: Zur Kritik der funktionalistischen Vernunft. 1. Auflage, Frankfurt am Main: Suhrkamp.

Heidegger, Martin (1976): Sein und Zeit. Tübingen: Niemeyer.

Heller, Andreas; Pleschberger, Sabine; Fink, Michaela; Gronemeyer, Reimer (2013): Die Geschichte der Hospizbewegung in Deutschland. 2., überarbeitete Auflage, Ludwigsburg: Hospiz-Verlag.

Heller, Andreas (2013): Die Bedauernisse Sterbender und die Gelassenheit der Lebenden – Vorwort. In: Begemann, Verena; Berthold, Daniel; Hillmann, Manfred: Sterben und Gelassenheit. Von der Kunst, den Tod ins Leben zu lassen. Göttingen: Vandenhoeck & Ruprecht.

Hitzler, Ronald; Eberle, Thomas, S. (2000): Phänomenologische Lebensweltanalyse. In: Flick, Uwe; Kardoff, Ernst von; Steinke, Ines (Hg.): Qualitative Forschung. Ein Handbuch. Original-Ausgabe, Reinbek bei Hamburg: Rowohlt-Taschenbuch-Verl., S. 109–117.

Hopf, Christel (2000): Qualitative Interviews – ein Überblick. In: Flick, Uwe; Kardoff, Ernst von; Steinke, Ines (Hg.): Qualitative Forschung. Ein Handbuch. Original- Ausgabe, Reinbek bei Hamburg: Rowohlt-Taschenbuch-Verlag, S. 349–359.

Hospiz Landesarbeitsgemeinschaft Niedersachsen e.V. (2015): LAG Hospiz. Satzung vom 15.10.2014; Wir über uns. Online: http://www.hospiz-nds.de (Abruf am 02.01.2015).

Hoye; William J. (2010): Tugenden: was sie wert sind, warum wir sie brauchen. Ostfildern: Matthias-Grünewald-Verlag.

Johns, Christopher (2004): Selbstreflexion in der Pflegepraxis: gemeinsam aus Erfahrungen lernen. Bern [u.a.]: Huber.

Jungbauer, Johannes (2009): Familienpsychologie kompakt. Weinheim, Basel: Beltz Verlag.

Fleckinger, Susanne (2013): Ein Interview mit Annelie Keil über Ehrenamt, Zivilgesellschaft, Menschenliebe und Gewissheitsdiktatur. In: Heller, Andreas; Fleckinger, Susanne (Hg.): Praxis Palliative Care. Die freundschaftliche, ehrenamtliche Sorge, 20/2013. Hannover: Vincentz Network.

Kittelberger, Frank (2010): Dem Affen Zucker geben? Supervision als pastoralpsychologische Aufgabe im Feld von Hospizarbeit und Palliative Care. In: Burbach, Christiane (Hg.): ... bis an die Grenze. Hospizarbeit und Palliative Care. Göttingen: VandenhoeckRuprecht.

Kluge, Friedrich (2011): Etymologisches Wörterbuch der deutschen Sprache. 25. Auflage, bearbeitet von Elmar Seebold. Berlin: De Gruyter.

Körner, Jürgen/Ludwig-Körner, Christiane (1997): Psychoanalytische Sozialpädagogik. Eine Einführung in vier Fallgeschichten. Freiburg i. Br.: Lambertus.

Kränzle, Susanne; Schmid, Ulrike; Seeger, Christa (Hg.) (2010): Palliative Care. Handbuch für Pflege und Begleitung. 3. überarbeitete und erweiterte Auflage. Berlin, Heidelberg: Springer Medizin Verlag.

Kronawitter, Max (2007): Sterben ist Lebenszeit. Dokumentarfilm. Bayrischer Rundfunk.

Lamnek, Siegfried (1995): Qualitative Sozialforschung. Bd. 1: Methodologie. 3., korrigierte Auflage, Weinheim: Beltz.

Mayring, Philipp (2010): Qualitative Inhaltsanalyse: Grundlagen und Techniken. 11., aktualisiert und überarbeitete Auflage, Weinheim [u.a.]: Beltz.

Moser, Heinz (2012): Instrumentenkoffer für die Praxisforschung. Eine Einführung. 5., überarbeitete und ergänzte Auflage, Freiburg im Breisgau: Lambertus.

Müller, Monika; Brathuhn, Sylvia; Schnegg, Matthias (2013): Handbuch Trauerbegegnung und -begleitung. Theorie und Praxis in Hospizarbeit und Palliative Care. Göttingen: Vandenhoeck & Ruprecht.

Müller, Monika; Heinemann, Wolfgang (2014): Ehrenamtliche Sterbebegleitung. Handbuch mit Übungsmodulen für Ausbildende. Göttingen: Vanden-hoeck & Ruprecht.

Nassehi, Armin; Weber, Georg (1989): Tod, Modernität und Gesellschaft: Entwurf einer Theorie der Todesverdrängung. Opladen: Westdeutscher Verlag.

Pleschberger, Sabine (2007): Die historische Entwicklung von Hospizarbeit und Palliative Care. In: Knipping, Cornelia (Hg.): Lehrbuch Palliative Care. Bern: Huber Verlag.

Rahmenvereinbarung nach § 39a Abs.2 Satz 7 SGB V (2010): Zu den Voraussetzungen der Förderung sowie zu Inhalt, Qualität und Umfang der ambulanten Hospizarbeit vom 03.09.2002 i. d. F. vom 14.04.2010 zwischen dem GKV Spitzenverband und den Trägern der freien Wohlfahrtspflege, dem Bundesverband, Kinderhospiz und dem Deutschen Hospiz- und Palliativverband.

Rechenberg-Winter, Petra; Fischinger, Esther (2008): Kursbuch Systemi-sche Trauerbegleitung. Göttingen: Vandenhoeck & Ruprecht.

Regenbogen, Arnim/Meyer, Uwe (Hg.) (2013): Wörterbuch der philosophischen Begriffe. Art. Vertrauen. Hamburg: Meiner.

Reinsdorf, Jana (2014): Trauerbegleitung bei Familien mit progredient erkrankten Kindern und Jugendlichen. Hannover, BA-Thesis.

Renz, Monika (2008): Zeugnisse Sterbender. Todesnähe als Wandlung und letzte Reifung. 4. Auflage. Paderborn: Junfermann.

Rogers, Carl R. (2012): Entwicklung der Persönlichkeit. Psychotherapie aus der Sicht eines Therapeuten. 18. Auflage. Stuttgart: Klett-Cotta.

Sandel, Michael J. (2013): Gerechtigkeit: Wie wir das Richtige tun. Berlin: Ullstein.

Schmid, Wilhelm (2013): Dem Leben Sinn geben: Von der Lebenskunst im Umgang mit Anderen und der Welt. 1. Auflage, Berlin: Suhrkamp.

Schmid, Wilhelm (2007): Mit sich selbst befreundet sein: Von der Lebenskunst im Umgang mit sich selbst. 1.Auflage, Berlin: Suhrkamp

Schmid, Wilhelm (1998): Philosophie der Lebenskunst: eine Grundlegung. 1. Auflage, Frankfurt am Main: Suhrkamp.

Schmitz, Stefan (2005): Grundwissen der Familienpsychologie. Ganzheitliche Psychologie hilft Familienleben zu verstehen und zu verbessern. Band 1. Petersburg: Via Nova Verlag.

Schneider, Catrina E. (2001): Ehrenamtliche Hospizarbeit konkret. In: Lamp, Ida (Hg.): Hospiz-Arbeit konkret: Grundlagen – Praxis – Erfahrungen. Gütersloh: Gütersloher Verlagshaus.

Schölper, Elke (Hg.) (2004): Sterbende begleiten lernen. Das Celler Modell zur Vorbereitung Ehrenamtlicher in der Sterbebegleitung. Gütersloh: Gütersloher Verlagshaus.

Schubert, Klaus (2005): Handwörterbuch des ökonomischen Systems der Bundesrepublik Deutschland. Wiesbaden: VS Verlag für Sozialwissenschaften.

Schweitzer, Albert (1990): Kultur und Ethik. München: Beck Verlag.

Strätling, Barthold; Strätling-Tölle, Helga (Hg.) (2001): Kursbuch Hospiz. Aus- und Weiterbildung für Haupt- und Ehrenamtliche in der Hospizarbeit. Konzepte, Modelle, Materialien. Paderborn: TAKT-Verlag.

Student, Johann-Christoph; Napiwotzky, Annedore (2007): Palliative Care: wahrnehmen – verstehen – schützen. Stuttgart [u.a.]: Thieme.

Student, Johann-Christoph (1989): Das Hospiz-Buch. Freiburg im Breisgau: Lambertus-Verlag.

Tisdale, Tim (1998): Selbstreflexion, Bewußtsein und Handlungsregulation. Weinheim: Beltz.

Weischedel, Wilhelm (1967): Die Sprache des Schweigens. Zur Dialektik von Wort und Schweigen. In: Ders.: Philosophische Grenzgänge: Vorträge und Essays. Stuttgart: Kohlhammer Verlag.

9. Anlagen

EvaSys	Fragebogen zur ehrenamtlichen Hospizarbeit	Electric Paper
Hochschule Hannover Fakultät V	Prof. Dr. V. Begemann / Dipl.-Psych. D. Berthold S. Seidel M.A.	HsH

Markieren Sie so: ☐ ☒ ☐ ☐ ☐ Bitte verwenden Sie einen Kugelschreiber oder nicht zu starken Filzstift. Dieser Fragebogen wird maschinell erfasst.
Korrektur: ☐ ■ ☐ ☒ ☐ Bitte beachten Sie im Interesse einer optimalen Datenerfassung die links gegebenen Hinweise beim Ausfüllen.

1. Sehr geehrte Damen, sehr geehrte Herren,

mit diesem Fragebogen möchten wir herausfinden, ob und wie die Vorbereitungskurse für die ehrenamtliche Hospizarbeit verbessert werden können. Die Befragung erfolgt anonym. Bitte antworten Sie so ehrlich wie möglich – es gibt keine falschen Antworten.
Herzlichen Dank für Ihre Unterstützung!

2. Angaben zu Ihrer Person

2.1 Bitte geben Sie Ihr Alter an.
☐ unter 30 ☐ 30 - 39 ☐ 40 - 49
☐ 50 - 59 ☐ 60 - 69 ☐ 70 und älter

2.2 Bitte geben Sie Ihr Geschlecht an.
☐ weiblich ☐ männlich ☐ intersexuell

2.3 Bitte geben Sie Ihre Nationalität(en) an.

2.4 Wo begleiten Sie?
☐ zu Hause ☐ im stationären Hospiz ☐ auf einer Palliativstation
☐ im Altenpflegeheim ☐ in der Behindertenhilfe ☐ Krankenhaus allgemein

2.5 Seit wie vielen Jahren sind Sie als Ehrenamtliche/r tätig?

2.6 In welchem Jahr hatten Sie Ihre letzte Begleitung?
☐ 2013 ☐ 2012 ☐ 2011
☐ davor

2.7 Verfügen Sie über berufliche Vorerfahrungen mit Sterbenden in der ...
☐ Pflege ☐ Medizin ☐ Seelsorge
☐ anderes

3. Eigene Einschätzungen

Wenn Sie an Ihre Begleitungen von Sterbenden und Angehörigen denken, wie sehr treffen die folgenden Aussagen auf Sie zu?

			1	2	3	4	5	
3.1	Alles in allem fühle ich mich beim Ausüben meiner Tätigkeit kompetent.	gar nicht	☐	☐	☐	☐	☐	sehr
3.2	Ich habe einschneidende Ereignisse meines Lebens reflektiert (Trauer, Krankheit, Sterben, Tod, ...).	gar nicht	☐	☐	☐	☐	☐	sehr
3.3	Ich habe Kenntnisse über Traueraufgaben, Trauererleben und Trauerbewältigung.	gar nicht	☐	☐	☐	☐	☐	sehr
3.4	Ich bin bereit, mich auf starke Gefühle der Sterbenden und Angehörigen einzulassen.	gar nicht	☐	☐	☐	☐	☐	sehr

EvaSys	Fragebogen zur ehrenamtlichen Hospizarbeit	Electric Paper

3. Eigene Einschätzungen [Fortsetzung]

			1	2	3	4	5	
3.5	Ich bin in der Lage, mich in Sterbende und Angehörige einzufühlen.	gar nicht	☐	☐	☐	☐	☐	sehr
3.6	Ich habe Kenntnisse über Möglichkeiten zu nonverbaler Kommunikation.	gar nicht	☐	☐	☐	☐	☐	sehr
3.7	Ich bin in der Lage, Sterbenden und Angehörigen aktiv zuzuhören.	gar nicht	☐	☐	☐	☐	☐	sehr
3.8	Ich kenne die Geschichte und Entwicklung der Hospizbewegung.	gar nicht	☐	☐	☐	☐	☐	sehr
3.9	Ich kenne typische Symptome am Lebensende.	gar nicht	☐	☐	☐	☐	☐	sehr
3.10	Ich habe Kenntnisse zum Thema "Patientenverfügung und Vorsorgevollmacht".	gar nicht	☐	☐	☐	☐	☐	sehr
3.11	Ich kenne das ethische Spannungsfeld "Essen und Trinken am Lebensende".	gar nicht	☐	☐	☐	☐	☐	sehr
3.12	Ich kenne den Unterschied zwischen passiver und aktiver Sterbehilfe.	gar nicht	☐	☐	☐	☐	☐	sehr
3.13	Ich kenne die Grundstrukturen von Hospiz- und Palliativnetzwerken.	gar nicht	☐	☐	☐	☐	☐	sehr
3.14	Ich habe Grundkenntnisse über die SAPV (spezialisierte ambulante Palliativversorgung).	gar nicht	☐	☐	☐	☐	☐	sehr
3.15	Mir sind die unterschiedlichen Bedürfnisse von Sterbenden bewusst (psychisch, sozial, körperlich, spirituell, religiös).	gar nicht	☐	☐	☐	☐	☐	sehr
3.16	Ich bin mir meiner eigenen Stärken bewusst.	gar nicht	☐	☐	☐	☐	☐	sehr
3.17	Ich weiß, wo ich was zu dokumentieren habe.	gar nicht	☐	☐	☐	☐	☐	sehr
3.18	Ich weiß, dass ich auch eigene Ängste und Wünsche in meine ehrenamtliche Tätigkeit einbringe.	gar nicht	☐	☐	☐	☐	☐	sehr
3.19	Ich weiß um die Grenzen in meiner Rolle als Ehrenamtliche/r.	gar nicht	☐	☐	☐	☐	☐	sehr
3.20	Ich kann die Grenzen meiner Rolle als Ehrenamtliche/r einhalten.	gar nicht	☐	☐	☐	☐	☐	sehr
3.21	Ich fühle mich als Teil eines Teams aus unterschiedlichen Fachkräften.	gar nicht	☐	☐	☐	☐	☐	sehr
3.22	Ich bin in der Lage, auch mit mir selbst achtsam umzugehen.	gar nicht	☐	☐	☐	☐	☐	sehr
3.23	Ich kann spüren, was mir gut tut und was mir schadet.	gar nicht	☐	☐	☐	☐	☐	sehr
3.24	Ich kann andere Gottesbilder und religiöse Überzeugungen am Sterbebett akzeptieren.	gar nicht	☐	☐	☐	☐	☐	sehr
3.25	Ich weiß, was im Todesfall zu tun ist.	gar nicht	☐	☐	☐	☐	☐	sehr

EvaSys	Fragebogen zur ehrenamtlichen Hospizarbeit	Electric Paper

4. Fragen zu Ihrem Vorbereitungskurs

4.1 Gab es vor und/oder nach Ihrem Vorbereitungskurs ein Einzelgespräch?
☐ nein ☐ ja

4.2 Wenn ja,
☐ vor dem Kurs ☐ nach dem Kurs

4.3 Hat Ihnen das Gespräch geholfen zu klären, ob die Hospizarbeit das Richtige für Sie ist?
☐ nein ☐ ja

4.4 Welches Fachgebiet vertritt die Kursleitung?
☐ Pflege ☐ Medizin ☐ Sozialarbeit
☐ Seelsorge ☐ Psychologie ☐ anderes

4.5 Waren die Inhalte zu Beginn des Kurses transparent?
☐ nein ☐ ja

		1	2	3	4	5	
4.6 Hatten Sie den Eindruck, dass der Kurs eine klare Struktur hatte?	gar nicht	☐	☐	☐	☐	☐	sehr
4.7 Wie ausführlich hat Ihr Vorbereitungskurs verschiedene Bestattungskulturen behandelt?	gar nicht	☐	☐	☐	☐	☐	sehr
4.8 Wie ausführlich hat Ihr Vorbereitungskurs die Besonderheiten von trauernden Kindern behandelt?	gar nicht	☐	☐	☐	☐	☐	sehr
4.9 Wie ausführlich hat Ihr Vorbereitungskurs die Kinderhospizarbeit behandelt?	gar nicht	☐	☐	☐	☐	☐	sehr

4.10 Wie hoch würden Sie den Selbsterfahrungsanteil an Ihrem Kurs einschätzen
☐ so gut wie nicht vorhanden ☐ 25% ☐ 50%
☐ 75% ☐ mehr als 75%

Bitte erinnern Sie sich an die Zeit nach Ihrem Vorbereitungskurs.

4.11 Haben Sie ein Praktikum gemacht? ☐ nein ☐ ja

4.12 Wenn ja, in welchem Bereich haben Sie das Praktikum gemacht?
☐ Hospiz ambulant ☐ Hospiz stationär ☐ Krankenhaus
☐ Pflegedienst ☐ Altenpflegeheim

4.13 Haben Sie die Möglichkeit, an Supervisionen teilzunehmen (nicht Gruppentreffen)? ☐ nein ☐ ja, freiwillig ☐ ja, verbindlich

4.14 Wenn ja, wie oft nehmen Sie pro Jahr teil? ☐ 1-2 mal ☐ 3-4 mal ☐ mehr als 4 mal

4.15 Haben Sie die Möglichkeit, an Fortbildungen teilzunehmen? ☐ nein ☐ ja, freiwillig ☐ ja, verbindlich

4.16 Wenn ja, wie oft nehmen Sie pro Jahr teil? ☐ 1-2 mal ☐ 3-4 mal ☐ mehr als 4 mal

5. Lebenshaltungen

5.1 **Welches sind nach Ihrer Einschätzung die <u>drei</u> wichtigsten Lebenshaltungen für die Tätigkeit als ehrenamtliche/r HospizmitarbeiterIn?**

Ihr Zeichen/
Ihre Nachricht vom

Abteilung:
Soziale Arbeit

Mein Zeichen
(Bei Antwort bitte angeben)
VB

Telefon: 0511/9296-0
Fax: 0511/9296-3 - 203
E-Mail:
@fh-hannover.de

Bearbeitet von
Frau
Begemann
Durchwahl 9296 - 3 -
149

Besucheradresse/Paketanschrift:
Blumhardtstr. 2
30625 Hannover

Stadtbahn: Linien 4 und 5
Haltestelle: Nackenberg
S-Bahn: Linie 3
S-Bahnhof: Karl-Wiechert-Allee

www.fh-hannover.de

An alle
Hospizgruppen und Hospizvereine
der Hospiz LAG Niedersachsen

Hannover,
31.05.2013

Forschungskooperation zwischen der Hospiz LAG Niedersachsen, der Hospizstiftung Niedersachsen und der Hochschule Hannover, Fak. Diakonie, Gesundheit und Soziales

Sehr geehrte ehrenamtliche Mitarbeiterinnen und Mitarbeiter,

die bürgerschaftliche Hospizbewegung hat sich in den letzten Jahren zunehmend in unserer Gesellschaft etabliert. Sie als Ehrenamtliche setzen sich dafür ein, dass der Tod nicht mehr tabuisiert wird, sondern Sterbende und Trauernde in unserer Gesellschaft wahrgenommen und begleitet werden. Einen Teil Ihrer Zeit verschenken Sie an Menschen in besonderen Lebenssituationen. Ihr Engagement ist ein wertvoller Dienst am Mitmenschen und für die Gesellschaft.

Die Hospizarbeit und Palliativversorgung soll im Land Niedersachsen weiterentwickelt werden. Mit diesem Ziel ist die o. g. Forschungskooperation vereinbart worden und ich freue mich, dass wir als Hochschule einen Beitrag in diesem Prozess leisten können.

Dafür sind wir auf Ihre geschätzte Mitarbeit angewiesen, um die ich Sie hiermit herzlich bitte. Ihre Hospizkoordinatorin bzw. Gruppenleitung wird Ihnen einen dreiseitigen Fragebogen aushändigen.
Die Befragung erfolgt anonymisiert. Es werden keine Rückschlüsse auf Ehrenamtliche, Koordinator-Innen und Hospizgruppen vorgenommen. Es wäre nett, wenn Sie sich Zeit zum Ausfüllen nehmen könnten und diesen Bogen in geschlossenem Umschlag an Ihre Koordinatorin/Gruppenleitung zurückgeben würden.

Mit einem herzlichen Dankeschön für Ihre Unterstützung
verbleibe ich mit freundlichen Grüßen

Ihr Zeichen/
Ihre Nachricht vom

Abteilung:
Soziale Arbeit

Mein Zeichen
(Bei Antwort bitte angeben)
VB

Telefon: 0511/9296-0
Fax: 0511/9296-3 - 203
E-Mail:
verena.begemann@hs-hannover.de

Bearbeitet von
Frau
Begemann
Durchwahl 9296 - 3 -
149

Besucheradresse/Paketanschrift:
Blumhardtstr. 2
30625 Hannover

Stadtbahn: Linien 4 und 5
Haltestelle: Nackenberg
S-Bahn: Linie 3
S-Bahnhof: Karl-Wiechert-Allee

An alle
Hospizgruppen und Hospizvereine
der Hospiz LAG Niedersachsen

Hannover,
31.05.2013

www.hs-hannover.de

Forschungskooperation zwischen der Hospiz LAG Niedersachsen, der Hospizstiftung Niedersachsen und der Hochschule Hannover, Fak. Diakonie, Gesundheit und Soziales

Sehr geehrte HospizkoordinatorInnen und Gruppenleitungen,

mit diesem Schreiben möchte ich Sie herzlich um Unterstützung für die o.g. Forschungskooperation bitten.
Herr Domdey, Vorstand der Hospiz LAG und Frau Fischer, Geschäftsführerin der Hospiz LAG, haben Sie freundlicherweise schon darüber informiert, dass wir uns in diesem Rahmen an alle ehrenamtlichen MitarbeiterInnen wenden möchten. Über den Weg einer Befragung soll herausgefunden werden, ob und wie die Vorbereitungskurse für die ehrenamtliche Hospizarbeit verbessert werden können. Der Erfolg der Befragung hängt wesentlich davon ab, so viele ehrenamtliche MitarbeiterInnen wie möglich für eine Teilnahme zu gewinnen. Es empfiehlt sich daher das folgende Vorgehen.

(1) Die Befragung sollte im Rahmen Ihres nächsten Gruppentreffens durchgeführt werden. (Erfahrungsgemäß empfiehlt sich die Aufnahme der Befragung als Tagesordnungspunkt.)
(2) An die ehrenamtlichen MitarbeiterInnen sollten je ein Exemplar der Informationsschreiben, der Fragebögen und der Umschläge ausgehändigt werden. Sollten Sie mehr als 20 Exemplare benötigen, bitte ich Sie freundlichst, weitere Kopien selbst anzufertigen.
(3) Das Informationsschreiben sollte zu Beginn einmal für alle ehrenamtlichen MitarbeiterInnen vorgelesen werden.
(4) Nach der Bearbeitung sollten die Fragebögen in den verschlossenen Umschlägen an Sie zurückgegeben werden.
(5) Bitte senden Sie uns die Umschläge in der beiliegenden frankierten Versandtasche möglichst bis zum **05.07.2013** zurück.

Für Rückfragen stehe ich Ihnen selbstverständlich gerne zur Verfügung. Am besten erreichen Sie mich per Email: verena.begemann@hs-hannover.de Ich melde mich dann umgehend - auch gerne telefonisch - bei Ihnen.

Mit einem herzlichen Dankeschön für Ihre Unterstützung
verbleibe ich mit freundlichen Grüßen

Anlage: Gesamtüberblick des Kategoriensystems der qualitativen Erhebung

1. Motivationen

Definition des 1. Abstraktionsniveaus: Erfassung aller Aspekte des Einzelnen, die zu einer positiven Entscheidung für die Hospizarbeit geführt haben. Definition des 2. Abstraktionsniveaus: Biografische Erlebnisse und Erfahrungen, die Einfluss auf die Engagementkultur haben.

1. Bedeutsame Verlusterfahrungen im Familien- oder Freundeskreis, die das Bedürfnis nach Hilfe erhalten und weitergeben auslösten
2. Hospizarbeit ist erfüllendes, sinnstiftendes Engagement, im Einklang mit Persönlichkeit und Kompetenzen
3. Wunsch nach Veränderungen im Umgang mit Sterben und Tod

2. Inhalte von Vorbereitungskursen

Definition des 1. Abstraktionsniveaus: Erfassung aller Aspekte des Einzelnen, die curriculare Lerninhalte und subjektive Lernerfahrungen in Hospizkursen verdeutlichen. Definition des 2. Abstraktionsniveaus: Systemtische Erfassung von Persönlichkeitsentwicklung (Helferpersönlichkeit) - Wissensvermittlung - (Themeninhalte) - strukturelle Bedingungen (Hospiztätigkeit)

1. Biografische Selbstreflexion
2. Vertiefung und Einübung von mitmenschlichen Haltungen
3. Vielseitige Wissensvermittlung zu: Hospizgeschichte und -konzept, Sterbeprozesse, Trauer, verbale und nonverbale Kommunikation, Religion, Rituale, Krankheiten und Symptome, Familiensysteme, rechtliche Verfügungen
4. Gruppe hat hohe Bedeutung (Offenheit, Vertrauen, Nähe)

3. Schwierige Situationen

Definition des 1. Abstraktionsniveaus: Erfassung aller Aspekte des Einzelnen, die dokumentieren, welche Situationen in der Hospizarbeit als schwierig erlebt werden. Definition des 2. Abstraktionsniveaus: Leiden/Nöte des Sterbenden, der Hospizmitarbeiter, des Bezugssystems

1. Vielfältige Symptome und Leiden (Angst, Atemnot, Unruhe, Festhalten, Schmerzen)
2. Schweigen, Stille und Passivität
3. Spannungsfelder und Verdrängungsprozesse im Familiensystem
4. Begleitung von Kindern/Jugendlichen und Trauer von Eltern

4. Fortbildungen und Unterstützungsangebote

Definition des 1. Abstraktionsniveaus: Erfassung aller Aspekte des Einzelnen, welche Fortbildungen sich EA wünschen und durch welche Angebote sie sich in ihrem Engagement unterstützt fühlen. Definition des 2. Abstraktionsniveaus: Erfassung der Qualitätssicherung durch regelmäßige Reflexionen, Supervisionen, Fortbildungen

1. Sicherheit und Verbesserung des Engagements durch Fortbildungen
2. Supervision ist erforderlicher Bestandteil der Arbeit
3. Koordinatorin/Ansprechpartner und Gruppe geben Rückhalt

5. Positionierung der Ehrenamtlichen

Definition des 1. Abstraktionsniveaus: Erfassung aller Aspekte, wie sich Ehrenamtliche in der Hospizarbeit positionieren. Definition des 2. Abstraktionsniveaus: Selbstverständnis, Rolle und Zusammenarbeit mit Professionellen.

1. Vertrauensperson für Sterbende und Angehörige
2. Wertschätzung und Anerkennung in der Zusammenarbeit

6. Persönliche Veränderungen

Definition des 1. Abstraktionsniveaus: Erfassung aller Aspekte des Einzelnen, die Veränderungen der Persönlichkeit zeigen. Definition des 2. Abstraktionsniveaus: Konkretisierung der Persönlichkeitsbildung durch veränderte Lebenshaltungen.

1. Leben bewusst wahrnehmen und gestalten
2. Offene Auseinandersetzung mit dem Tod
3. Gewinn an Sensibilität und Gelassenheit

Auswertung zur Frage:
Welches sind nach Ihrer Einschätzung die drei wichtigsten Lebenshaltungen für die Tätigkeit als ehrenamtliche/r HospizmitarbeiterIn? (thematisch zusammenfasst)

Haltungen (zusammengefasst)	Anzahl der Nennungen
Empathie	433
aktives Zuhören	189
Nächstenliebe/Menschliebe	141
Offenheit	130
Toleranz	109
Ehrlichkeit	92
Geduld	80
Wertschätzung	80
Achtsamkeit	73
Zuverlässigkeit	67
Respekt	66
Akzeptanz	57
Da sein	57
Verschwiegenheit	55
Zeit haben und schenken*	49
Achtung vor der Würde	48
Glaube/Religion	47
Abgrenzungsfähigkeit	42
Authentizität	39
Vertrauen	37
sich selbst zurücknehmen	36
Zuwendung	33
positive Lebenseinstellung	32
Selbstsorge	32
Ruhe*	29
Hilfsbereitschaft	28
Aushaltenkönnen	27
Gelassenheit	23
Lebensfreude	22
Kommunikation*	21
Tod ist Teil des Lebens *	20
Verständnis	19
Stärke*	17
begleiten*	15
Aufmerksamkeit	14
Selbstbewusstsein	14
Ausgeglichenheit	13
Balance zwischen Nähe und Distanz	13
Freundlichkeit	13
Selbstreflexion	13
Wahrnehmen*	13
Sensibilität	12
Demut	11
Neutralität	11

Haltungen (zusammengefasst)	Anzahl der Nennungen
Sterbende bestimmt*	10
Verantwortung	10
Humor	9
bewusstes Leben*	8
innere Ruhe	8
Mut	8
Wünsche erfüllen*	8
Hoffnung	7
Dankbarkeit	6
Einlassen auf Andere	6
Klarheit	6
Selbstlosigkeit	5
Zufriedenheit	5
Anteilnahme	4
Flexibilität	4
Unterstützung*	4
Reflexionsbereitschaft	3
Trösten*	3
Angstnehmen*	2
Ernsthaftigkeit*	2
Reflexionsfähigkeit	2
Sicherheit*	2
sozial*	2
Besonnenheit	1
Disziplin*	1
Fleiß*	1
Freiwilligkeit*	1
Geben und Nehmen*	1
Geborgenheit geben *	1
Genauigkeit*	1
Großzügigkeit im Denken*	1
Höflichkeit	1
Innehalten*	1
Konsequenz*	1
Lebensfreude	1
Lernbereitschaft	1
Nähe*	1
Rücksichtnahme	1
Solidarität	1
Urteilskraft*	1
Verzeihen können*	1
Wertvorstellungen*	1

Gesamtzahl der Nennungen: 2515

*keine Haltungen, sondern Rahemenbedingungen, Handlungen, Unspezifisches

Auswertung zur Frage:
Welches sind nach Ihrer Einschätzung die drei wichtigsten Lebenshaltungen für die Tätigkeit als ehrenamtliche/r HospizmitarbeiterIn?

Nr	Genannte Haltungen	Anzahl der Nennungen	*thematisch zusammengefasst zu*
1	Abgrenzungsfähigkeit	17	*Abgrenzungsfähigkeit*
2	Abstandhalten	2	*Balance zwischen Nähe und Distanz*
3	Achtsamkeit	73	*Achtsamkeit*
4	Achtung anderer	25	*Achtung vor der Würde*
273	Achtung der Würde des Menschen	7	*Achtung vor der Würde*
291	aktiv zuhören	1	*aktives Zuhören*
5	Akzeptanz	57	*Akzeptanz*
6	Allparteilichkeit	1	*Neutralität*
8	Angstnehmen	2	*Angstnehmen*
9	Anteilnahme	4	*Anteilnahme*
10	aufgeschlossen sein	2	*Offenheit*
11	Aufmerksamkeit	14	*Aufmerksamkeit*
12	Aufnahmebereitschft	1	*Offenheit*
13	Aufrichtigkeit	11	*Ehrlichkeit*
14	Ausdauer	2	*Geduld*
15	Ausgeglichenheit	13	*Ausgeglichenheit*
17	Aushaltenkönnen	27	*Aushaltenkönnen*
18	Authentizität	33	*Authentizität*
19	Balance zwischen Nähe und Distanz	7	*Balance zwischen Nähe und Distanz*
20	Barmherzigkeit	1	*Nächstenliebe/Menschliebe*
21	Bedürfnissorientiert	2	*Sterbende bestimmt*
22	begleiten	10	*begleiten*
26	Belastbarkeit	3	*Stärke*
29	Besonnenheit	1	*Besonnenheit*
30	Beständigkeit	1	*Zuverlässigkeit*
31	Bewußtes Leben	8	*bewusstes Leben*
32	Bewußtsein	1	*Selbstbewusstsein*
91	Christ sein	2	*Glaube/Religion*
102	Christ sein praktizieren	1	*Glaube/Religion*
92	christliche Gesinnung	5	*Glaube/Religion*
94	christlicher Glaube	2	*Glaube/Religion*
35	da sein	51	*Da sein*
34	Dankbarkeit	6	*Dankbarkeit*
142	das Leben lieben	1	*positive Lebenseinstellung*
44	Dazu lernen wollen	1	*Lernbereitschaft*
45	Demut	11	*Demut*
264	den Anderen wahrnehmen	1	*Wahrnehmen*
46	den anderen wichtig nehmen	3	*Wertschätzung*
49	Deutlichkeit	1	*Klarheit*
50	Diskretion	2	*Verschwiegenheit*
52	Distanz	3	*Balance zwischen Nähe und Distanz*
53	Distanz wahren	1	*Balance zwischen Nähe und Distanz*
54	Disziplin	1	*Disziplin*
55	Ehrlichkeit	71	*Ehrlichkeit*
56	eigene Grenzen kennen	13	*Abgrenzungsfähigkeit*
58	eigene Stärken und Schwächen kennen	1	*Selbstreflexion*
59	Eigenreflexion	1	*Selbstreflexion*
61	eingehen auf andere	1	*Einlassen auf Andere*

Auswertung zur Frage:
Welches sind nach Ihrer Einschätzung die drei wichtigsten Lebenshaltungen für die Tätigkeit als ehrenamtliche/r HospizmitarbeiterIn?

Nr	Genannte Haltungen	Anzahl der Nennungen	*thematisch zusammengefasst zu*
64	einlassen auf Andere	5	*Einlassen auf Andere*
65	Empathie	429	*Empathie*
66	ermutigen	1	*Mut*
69	Ernsthaftigkeit	2	*Ernsthaftigkeit*
70	Fleiß	1	*Fleiß*
73	Flexibilität	4	*Flexibilität*
74	Freiwilligkeit	1	*Freiwilligkeit*
25	Freude	8	*Lebensfreude*
75	Freude am Begleiten	2	*begleiten*
76	Freundlichkeit	13	*Freundlichkeit*
41	Fröhlichkeit	2	*Lebensfreude*
77	füreinander da sein	1	*Da sein*
78	Fürsorge	2	*Nächstenliebe/Menschliebe*
79	Fürsorglichkeit	1	*Nächstenliebe/Menschliebe*
80	geben und nehmen	1	*Geben und Nehmen*
81	Geborgenheit geben	1	*Geborgenheit geben*
83	Geduld	78	*Geduld*
86	Gefestigt, psychische Stabilität	1	*Stärke*
87	Gelassenheit	22	*Gelassenheit*
135	Genauigkeit	1	*Genauigkeit*
88	Gesprächskultur	1	*Kommunikation*
89	Gewissenhaft	1	*Zuverlässigkeit*
107	Glaube	30	*Glaube/Religion*
108	Glaube an Sinnhaftigkeit von Existenz	1	*Glaube/Religion*
110	Glaubwürdigkeit	2	*Authentizität*
111	Grenzen akzeptieren	4	*Abgrenzungsfähigkeit*
112	Grenzen erkennen	8	*Abgrenzungsfähigkeit*
114	Großzügigkeit im Denken	1	*Großzügigkeit im Denken*
116	Güte	1	*Nächstenliebe/Menschliebe*
117	Herzenswärme	4	*Nächstenliebe/Menschliebe*
119	Herzlichkeit	3	*Nächstenliebe/Menschliebe*
118	Hilfe / helfen	1	*Hilfsbereitschaft*
121	Hilfsbereitschaft	27	*Hilfsbereitschaft*
122	Hingabe	1	*Selbstlosigkeit*
123	hinschauen	1	*Wahrnehmen*
124	Hoffnung	7	*Hoffnung*
125	Höflichkeit	1	*Höflichkeit*
270	Humor	9	*Humor*
126	in Würde sterben lassen	1	*Achtung vor der Würde*
191	Innehalten	1	*Innehalten*
127	innere Ruhe	5	*innere Ruhe*
128	innerer Friede	2	*innere Ruhe*
129	Interesse am Mitmenschen	5	*Nächstenliebe/Menschliebe*
130	Klarheit	4	*Klarheit*
132	Kommunikation	12	*Kommunikation*
131	Kommunikationsbereitschaft	1	*Kommunikation*
136	Kommunikationsfähigkeit	2	*Kommunikation*
137	Kongruenz	2	*Authentizität*

Auswertung zur Frage:
Welches sind nach Ihrer Einschätzung die drei wichtigsten Lebenshaltungen für die Tätigkeit als ehrenamtliche/r HospizmitarbeiterIn?

Nr	Genannte Haltungen	Anzahl der Nennungen	*thematisch zusammengefasst zu*
138	Konsequenz	1	*Konsequenz*
303	Kontaktfreudigkeit	4	*Offenheit*
106	Kraft	1	*Stärke*
301	Kraft aus Gottes Hand	1	*Glaube/Religion*
140	Kulturoffenheit	1	*Offenheit*
141	Leben bis zuletzt	1	*positive Lebenseinstellung*
146	Lebensbejahend	1	*positive Lebenseinstellung*
147	Lebensfreude	12	*Lebensfreude*
148	Lebenslust	1	*Lebensfreude*
143	Liebe	7	*Nächstenliebe/Menschliebe*
149	Liebe zum Leben	1	*positive Lebenseinstellung*
150	Liebenswürdigkeit	2	*Nächstenliebe/Menschliebe*
152	liebevoll	1	*Nächstenliebe/Menschliebe*
164	Loyalität	4	*Zuverlässigkeit*
154	Menschenliebe	94	*Nächstenliebe/Menschliebe*
153	Menschenrechte achten	1	*Achtung vor der Würde*
155	Menschlichkeit	5	*Nächstenliebe/Menschliebe*
157	mit sich im Reinen sein	1	*Authentizität*
158	Mitgefühl	3	*Empathie*
159	mitgehen	2	*begleiten*
160	Mitmenschlichkeit	1	*Nächstenliebe/Menschliebe*
161	mittragen	1	*begleiten*
163	Mut	7	*Mut*
298	Nächstenliebe	13	*Nächstenliebe/Menschliebe*
168	Nähe	1	*Nähe*
169	Neugierde	4	*Offenheit*
173	Neutralität	4	*neutralität*
281	Offenheit	111	*Offenheit*
178	ohne Zeitdruck	1	*Zeit haben und schenken*
179	Opferbereitschaft	1	*Selbstlosigkeit*
181	Optimismus	3	*positive Lebenseinstellung*
145	positive Haltung	2	*positive Lebenseinstellung*
180	positive Lebenseinstellung	22	*positive Lebenseinstellung*
36	positives Denken	1	*positive Lebenseinstellung*
38	Präsenz	2	*Da sein*
185	Präsenz zeigen	1	*Da sein*
133	Rechte des Sterbenden vertreten	1	*Achtung vor der Würde*
186	reden können	1	*Kommunikation*
187	Reflexionsbereitschaft	3	*Reflexionsbereitschaft*
95	Reflexionsfähigkeit	2	*Reflexionsfähigkeit*
96	Religion	1	*Glaube/Religion*
188	Religion akzeptieren	1	*Glaube/Religion*
194	Respekt	66	*Respekt*
190	Rücksichtnahme	1	*Rücksichtnahme*
192	Ruhe	29	*Ruhe*
195	Ruhe ausstrahlen	1	*innere Ruhe*
196	Schweigen	4	*Kommunikation*
202	Selbstachtsamkeit	2	*Selbstsorge*

Auswertung zur Frage:
Welches sind nach Ihrer Einschätzung die drei wichtigsten Lebenshaltungen für die Tätigkeit als ehrenamtliche/r HospizmitarbeiterIn?

Nr	Genannte Haltungen	Anzahl der Nennungen	*thematisch zusammengefasst zu*
204	Selbstachtung	1	*Selbstsorge*
205	Selbstbewußtsein	3	*Selbstbewusstsein*
197	Selbsteinschätzung	3	*Selbstbewusstsein*
207	Selbstfürsorge	2	*Selbstsorge*
208	Selbstkenntnis	2	*Selbstbewusstsein*
209	Selbstkongruenz	1	*Authentizität*
210	Selbstliebe	2	*Selbstsorge*
211	Selbstlosigkeit	3	*Selbstlosigkeit*
199	Selbstreflexion	11	*Selbstreflexion*
200	Selbstschutz	7	*Selbstsorge*
213	Selbstsorge	18	*Selbstsorge*
214	Selbstvertrauen	5	*Selbstbewusstsein*
217	Sensibilität	11	*Sensibilität*
215	sich selbst zurücknehmen	27	*sich selbst zurücknehmen*
218	Sicherheit	2	*Sicherheit*
219	Solidarität	1	*Solidarität*
299	sozial	1	*sozial*
101	soziale Kompetenz	1	*sozial*
99	spirituelle Einstellung	1	*Glaube/Religion*
222	spirituelle Haltung	2	*Glaube/Religion*
302	Stabilität	7	*Stärke*
223	Stärke	5	*Stärke*
224	Sterbende bestimmt	5	*Sterbende bestimmt*
225	Sterbende ist Hauptperson	1	*Sterbende bestimmt*
259	Sterbende steht im Mittelpunkt	2	*Sterbende bestimmt*
228	Stimmungen erkennen	1	*Wahrnehmen*
229	Takt	1	*Sensibilität*
231	Tod ist Teil des Lebens	20	*Tod ist Teil des Lebens*
232	Toleranz	109	*Toleranz*
304	Transparenz	1	*Klarheit*
234	Treue	1	*Zuverlässigkeit*
235	Trost spenden	1	*Trösten*
238	trösten	2	*Trösten*
240	uneitel	1	*sich selbst zurücknehmen*
241	Unterstützung	4	*Unterstützung*
242	Unvoreingenommenheit	2	*Offenheit*
243	Urteilskraft	1	*Urteilskraft*
244	verantworten	1	*Verantwortung*
245	Verantwortungsbewußtsein	9	*Verantwortung*
246	Verbindlichkeit	5	*Zuverlässigkeit*
248	Verläßlichkeit	17	*Zuverlässigkeit*
249	Verschwiegenheit	53	*Verschwiegenheit*
300	Verständnis / verständnisvoll	19	*Verständnis*
250	Verstehen	1	*Empathie*
252	Vertrauen	33	*Vertrauen*
253	Verzeihen können	1	*Verzeihen können*
39	Vorurteilsfrei	4	*Offenheit*
254	wache Präsenz	2	*Da sein*

Auswertung zur Frage:
Welches sind nach Ihrer Einschätzung die drei wichtigsten Lebenshaltungen für die Tätigkeit als ehrenamtliche/r HospizmitarbeiterIn?

Nr	Genannte Haltungen	Anzahl der Nennungen	*thematisch zusammengefasst zu*
255	Wahrhaftigkeit	10	*Ehrlichkeit*
257	wahrnehmen	10	*Wahrnehmen*
261	Wertfreiheit	6	*neutralität*
263	Wertschätzung	77	*Wertschätzung*
265	Wertvorstellungen	1	*Wertvorstellungen*
266	Wünsche erfüllen	8	*Wünsche erfüllen*
267	Würde	8	*Achtung vor der Würde*
272	würdevoll	1	*Achtung vor der Würde*
271	würdevoller Umgang mit Menschen	4	*Achtung vor der Würde*
275	Zeit	23	*Zeit haben und schenken*
278	Zeit haben	7	*Zeit haben und schenken*
276	Zeit nehmen	2	*Zeit haben und schenken*
277	Zeit schenken	16	*Zeit haben und schenken*
284	Zufriedenheit	5	*Zufriedenheit*
285	Zugang zu Menschen finden	1	*Offenheit*
286	Zugewandheit, zugewand sein	19	*Zuwendung*
288	zuhören	187	*aktives Zuhören*
290	zuhören können	1	*aktives Zuhören*
293	zulassen	1	*Gelassenheit*
294	Zuneigung	1	*Nächstenliebe/Menschliebe*
295	Zurückhaltung	8	*sich selbst zurücknehmen*
296	Zuverlässigkeit	38	*Zuverlässigkeit*
297	Zuversicht	4	*Vertrauen*
287	Zuwendung	14	*Zuwendung*

Gesamtzahl der Nennungen: 2515

keine Angaben	141
Fehler: mehr als 3 Angaben	28
Fehler: nicht lesbar	3
Fehler: thematisch nicht passend	25

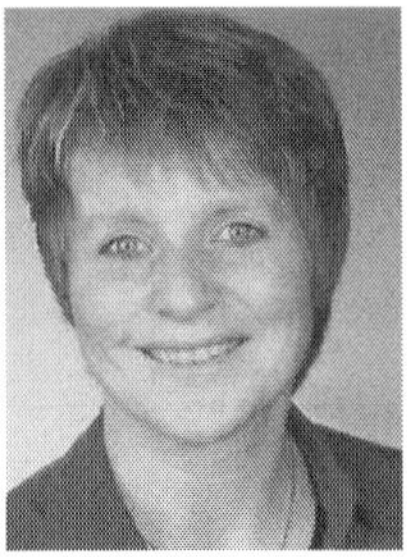

Prof. Dr. Verena Begemann

Prof. Dr. phil. Verena Begemann, Diplom-Sozialarbeiterin, lehrt Ethik und Sozialarbeitswissenschaft an der Hochschule Hannover, Fakultät für Diakonie, Gesundheit und Soziales. Sie verfügt über langjährige Berufserfahrung als Koordinatorin und Dozentin in der Hospizarbeit.

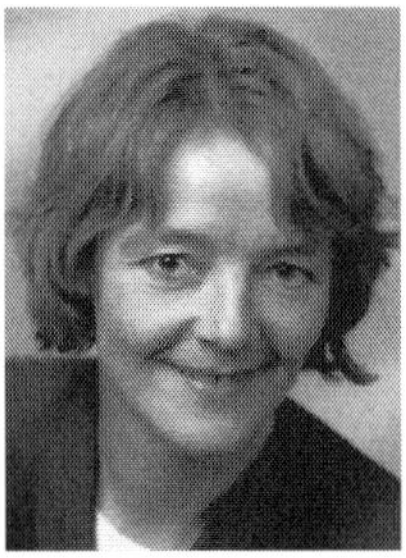

Sabine Seidel, M.A.

Sabine Seidel, M.A. ist Forschungsreferentin und Geschäftsführerin des Instituts für angewandte Gesundheits-, Bildungs- und Sozialforschung an der Hochschule Hannover, Fakultät für Diakonie, Gesundheit und Soziales.